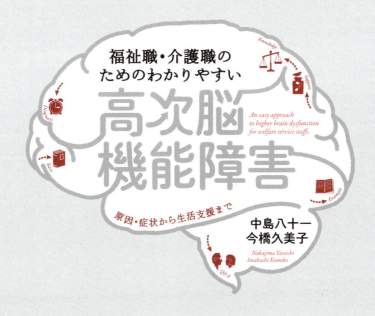

はじめに

　高次脳機能障害は「見える障害」です。
　福祉施設を利用している人が「病院で高次脳機能障害があると言われました」と述べたとします。その時、あなたはその人にどのような印象をもちますか。
　目の前に座っている人が高次脳機能障害のある人と言われても、普通の人とどこも変わりがありません。だから「見えない障害」と言われているわけで、どこか違うところがあるかと注意深く観察しても何も見つかりません。
　しかし、その人が何かをしようと行動する時、はじめて何だか違うということに気づくことになります。他人の心の中は、他人の行動を通じてしか知ることができません。つまり、高次脳機能障害のある人の行動の中に「見慣れない行動」があれば、それが高次脳機能障害の症状です。記憶障害や注意障害などという用語をよく耳にしますが、記憶障害も注意障害も見えるものではありません。見えるのは「見慣れない行動」です。
　記憶障害があるというと、「ものを覚えていない」「言ったことをすぐ忘れる」といったことが思い浮かびます。確かに何日か一緒に暮らしていればそれに気づくことも事実ですが、それよりももっと前に気づく「見慣れない行動」があります。たとえば、同じことを繰り返し質問することは最もよくみられる行動です。それはうるさいぐらいの

もので、時には周囲の人を呆れさせ、摩擦を生じさせることもあります。また、他人に急いで話の内容を伝えようとすることもあります。これらの行動は実は自分が忘れるということに気づいていて、その不安から思わずしてしまいます。このように見慣れない行動が他人との関係で問題を生じさせてしまうこともあり、問題行動と呼ばれることがあります。

　そればかりではありません。作り話でごまかしてしまうこともしばしば見かけられます。この行動は「作話」と呼ばれていますが、これも他人を欺こうとしているのではなく、覚えていないことに辻褄を合わせようとして、こうなってしまいます。すると周囲の人の中には、このように作り話をするような人は信用できないと思う人がでてくるかもしれません。しかし、当人は失われた記憶の中から断片をつなぎ合わせることで精一杯であります。記憶障害のある人はこのような行動をしますが、再び目の前でじっと座っていれば、それだけではどんなに観察しても何も見えてくることはありません。

　さて、高次脳機能障害を後遺症とする人たちは発症から1年以上経つと、記憶障害をはじめ能力の回復はとても緩やかになり、忘れやすいとか覚えられないといったことはなかなか改善がみられません。したがって福祉施設を利用する頃になると、いわゆる知能検査と呼ばれるような評価方法では、得点の向上はあまりみられません。だからもう支援としてはすることが何もないかと言えば、そのようなことはありません。たとえば、詳細な観察と注意深い対応によって、日常の行

動の中から他人とうまくやっていくための妨げになるような問題行動を減らすことができます。

　本書では小児期以降に病気やケガで高次脳機能障害を残し、病院で一定期間認知リハビリテーションを受けた後に高次脳機能障害として障害者手帳を交付された、一般社会や福祉施設で過ごす人たちがもつ代表的な症状について解説していきます。

　本書によって、家族や福祉施設職員、あるいは復職をした会社などの職員が高次脳機能障害を理解し、上手に対処できるようになり、その結果高次脳機能障害のある人たちが社会で暮らしていくための困難が減ることを願っています。

2016年8月　中島 八十一

Contents

はじめに

chapter 1 高次脳機能障害の基礎知識

1 高次脳機能障害とは …2
2 高次脳機能障害の原因 …8
3 高次脳機能障害の代表的な症状 …11
4 高次脳機能障害の経過 …33

chapter 2 発症・受傷から診断、退院、社会生活まで

1 高次脳機能障害の診断 …38
2 発症・受傷から社会生活へ …46
3 生活訓練と職業訓練 …55

chapter 3 こんな時どうする？症状別の支援と対応

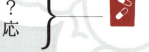

1 集中できない …70
2 状況がつかめない …72
3 反応が遅れる …74
4 新しいことが身につかない …76
5 思い出せない・直前のことを忘れる …78
6 整理や調整ができない …80
7 決まったやり方にこだわる …82
8 問題の解決方法が浮かばない …84
9 短気・イライラ …86
10 暴言・暴行 …88
11 多弁 …90
12 衝動的・不安定 …92
13 自己中心的 …94
14 依存的 …96
15 疑い深い …98
16 不適切な行動をする …100
17 性的な関心の減退または昂進 …102
18 病識欠如 …104
19 気分の落ち込み …106
20 無気力 …108

chapter 4 押さえておきたい支援知識

1 相談支援の基本 …112
2 地域生活支援（病院から自宅、社会生活へ）…114
3 働くための支援 …139
4 高次脳機能障害の子供への支援 …155
5 各種の支援サービス …162
6 当事者会・家族会 …176

chapter 5 事例で学ぶ支援知識

1 リハビリテーション病院から
　自宅に退院するまでの支援 …178
2 日中活動の支援―作業場面 …182
3 日中活動の支援
　―地域交流・余暇支援の場面 …187
4 社会参加支援の場面 …189
5 就労支援の場面 …192
6 就学支援の場面―高校への復学 …195
7 就学支援の場面―中学から高校へ …199
8 就学支援の場面―小学校への復学 …203
9 就労移行支援 …206
10 移動支援―公共交通機関の利用 …210
11 自動車運転の再開支援 …214
12 地域連携支援① …219
13 地域連携支援② …222
14 地域連携支援③ …225
15 社会的行動障害への対応 …228
16 日常生活自立支援事業制度の利用 …233

chapter 6 教えてQ&A

おわりに

高次脳機能障害の基礎知識

高次脳機能障害は「見えない障害」といわれていますが、これは身体の形態からは知り得ないという意味に過ぎません。見るポイントをきちんと学べば見えるようになります。まずは主要な症状について、その見え方を学習していきます。

Contents
1 高次脳機能障害とは …2
2 高次脳機能障害の原因 …8
3 高次脳機能障害の代表的な症状 …11
4 高次脳機能障害の経過 …33

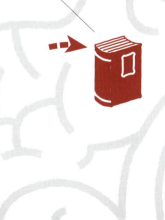

高次脳機能障害とは

❶ 高次脳機能障害とは

▶「見えない障害」ではなく、「見える障害」

　脳には周囲のできごとを理解して、そのできごとにむけて正しく行動するという働きがあります。もう少し細かく述べると、目で見たり、耳で聞いたりしたことで周囲の状況を把握し、それを基に過去の経験と照らし合わせながら方針を決定し、その方針を実現するための方策を考えたうえで、実際に行動を起こすことになります。このような脳の働きを**高次脳機能**といい、**認知機能**とも呼ばれます。

　この認知機能が病気やケガで障害されてうまく機能しなくなることを**認知障害**と呼び、**高次脳機能障害**もその一つになります。また、知能もこの認知機能を基盤にしていますので類似点があります。認知症も認知障害の一つにあげられますが、認知症では高次脳機能障害と比較してもっと全般的な知的能力の障害がみられます。

　高次脳機能障害は、ある意味で行動の問題であるともいえます。なぜなら、他人にとってはその人が考えていることはその人の行動からしか判断できないように、他人にとっては高次脳機能障害は患者あるいは障害者がとる「見慣れない行動」として気づくことになります。高次脳機能障害は行動の障害としてしか見ることができませんが、そのつもりで行動を観察することで高次脳機能障害は実は「**見える障害**」であることに気づくことができます。

人間は他人の行動には実に敏感です。表情も行動の一つと考えれば、顔の動き一つで他人が自分に好感をもっているか、不愉快に感じているか知ることができます。脳の働きとして、心の底から笑ったり、心から泣く時には顔の表情は左右対称に動きます。一方、何か意図する時には左右非対称に動きますが、そのように分析しなくても経験的にその表情が何を意味しているか知り得ます。何を意味しているかわからない場合でも、見慣れた行動であるかどうかはすぐに判断することができます。

本人の「問題のある行動」を見る

しかし、高次脳機能障害のある人の周囲にいる人は、本人の見慣れない行動によって直ちに障害があるとわかりますが、それまでに経験したことがないのでどういうことか理解することができず、一緒になって混乱してしまうのも無理もありません。その時に、記憶障害、注意障害などと高次脳機能障害の主要症状を思い出しても何が何だかわからなくなるばかりでなく、すべてを社会的行動障害としてひっくるめて考えようとしても対処法はでてきません。

高次脳機能障害の診断では**神経心理学的検査**を行いますが、その結果から症状を抽象的に記憶障害、注意障害、遂行機能障害とまとめればストレートに表現できるため大切です。しかし相対してじっと座っている場面で、その人に記憶障害があるとか、注意障害があるとかはわかりません。どれもその言葉どおりに目に見えるわけではないからです。つまり実際には、それぞれの障害に基づいた**「問題のある行動」**を通じてしか知り得ません。

高次脳機能障害は「見えない障害」といわれていますが、これは身体の形態からは知り得ないという意味に過ぎず、きちんと見るポイン

トを学ぶと見えるようになります。まずは主な症状についてその見え方を学習します。それによって本人がどのように困惑して暮らしているのかを知り、適切に対処できるようになることが大切です。

四つの主な症状

　高次脳機能障害の主な症状には、**記憶障害、注意障害、遂行機能障害、社会的行動障害**の四つがあります。

　よくある質問として、「失語や失行、失認の症状は高次脳機能障害ですか」という指摘があります。失語や失行、失認は脳の大脳皮質の機能障害という意味では、ここでいう高次脳機能障害に含まれますが、特に失語はわが国の行政的な取り扱いでは身体障害に分類され、高次脳機能障害は精神障害に分類されていることから別のものとして扱われています。理屈のうえでは、失認が高次脳機能障害に含まれるかという質疑はあり得ますが、わが国の行政的な高次脳機能障害の定義の対象となる症例では、実際に前述の四つの症状はまとまって発現することが多く、脳損傷による実に多彩な症状を一つずつ拾い上げて高次脳機能障害に相当するかという議論は大きな意味をもちません。また、行政的な取り扱いはきちんと学問の上に成り立っていることは言うまでもありません。

❷ 症状が似ている障害

▶ 認知症と高次脳機能障害の違い

　多くの人がもつ疑問の一つとして、高次脳機能障害と認知症はどのように違うのかということがあります。2013年にアメリカ精神医学会で認知症に対する考え方が大きく変わり、18世紀以来の伝統的な「dementia（認知症）」という用語を廃し、「neurocognitive disorder（神経認知障害）」という用語に置き換えました。やがては日本でも認知症という言葉のもつ意味が少し変わってくるかもしれません。仮にそうなっても変わらないのは、認知症という言葉はもともと病名ではないということです。高次脳機能障害も病名ではありません。どちらも原因は異なっていても似たような症状を示すような病態をさす用語で、症候群ということもできます。

　認知症は「全般的な知的能力の減退をいい、一旦は発達した能力が退行すること」と定義でき、多くはアルツハイマー病のような進行性の疾患によって引き起こされます。一方、高次脳機能障害は知的能力を構成するさまざまな要素が部分的に障害され、全般的な能力低下でないことがしばしばです。また原因となる疾患によっては似たような症状の組み合わせになることも多く、多くの事例を経験すると高次脳機能障害のイメージが自然にできてきます。そうは言っても、高次脳機能障害でも症状が重くなると必然的に認知症との区別がなくなっていくのも事実です。

　また、脳のある特定部位の損傷が限られた働きを麻痺させることによって現れる症状を巣症状といいますが、これは局在症状とも呼ばれています。失語、失行、失認は局在症状の代表的なものです。

③ 子供の高次脳機能障害

子供と大人の違い

　子供の高次脳機能障害は、個々の症状は大人と変わりませんが、支援という段階になって、とてつもなく大きな違いに気づきます。それは、高次脳機能障害をもってからさまざまなことを学ばなければならないという点です。大人は高次脳機能障害をもつことでさまざまな能力を失いますが、子供は高次脳機能障害をもちながら新しく学ばなければなりません。

　子供だった人も5年、10年と時間が経てばすべての人が間違いなく成人していきます。そこで就労を考える際に、大人になってから高次脳機能障害をもった人のように「もう一度職場に出る（復職）」のではなく、「はじめて職場に出る」ことになり、何もかもがはじめて経験することになります。学校で新しく知識や技術を学ぶことを含めて、社会人になるために必要なことをすべて高次脳機能障害があることを前提に身につけなければなりません。大人のように「以前に戻る」ということではありません。

支援の留意点

　子供の高次脳機能障害の原因疾患は、感染症などに伴う脳症、低酸素脳症、外傷性脳損傷、脳血管障害などで、症状は原因疾患ごとに微妙に異なり、専門的な研究も進んでいます。一方、年齢層によって罹患しやすい病気は異なってきますので、何歳で発症し、原因疾患が何であるかを注意して聞き取ることが必要です。

　さらに、高次脳機能障害のある子供にはいくつかの特性があり、支

援にあたってそれを知っておく必要があります。診断基準には書かれていませんが、「疲れやすさ」は子供の高次脳機能障害を理解するうえで重要です。これを神経心理学的に評価することは困難ですが、知っておくと高次脳機能障害のある子供を理解するのに役立ちます。

　また、高次脳機能障害のある子供は学校生活を通じて、たとえば、いじめられることでうつ状態になるなど、二次的に病的な精神状態に陥っていることも少なくありません。

　診断の点で注意を要することは、発達障害の中にも高次脳機能障害と呼べるような症状がみられることから、それらを鑑別することが困難なことがあります。たとえば、注意欠陥多動性障害（ADHD）の子供が頭部外傷になった時のように、今ある症状がどちらに起因するのか見極めが難しく、原因の確定や予後の判定に慎重になることは稀ではありません。

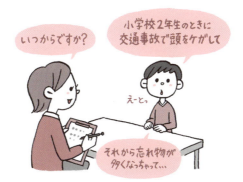

高次脳機能障害の原因

❶ 代表的な3つの原因疾患

　高次脳機能障害は、**後天性脳損傷**によって生じます。後天性脳損傷とは生まれつき(先天性)ではなく、病気やケガをすることで脳に傷がついたことを意味します。代表的な原因疾患には、①**脳血管障害(脳卒中)**、②**頭部外傷(頭のケガ)**、③**低酸素脳症(窒息)**の3疾患がありますが、そのほかに脳炎、脳腫瘍手術後などもあります。アルツハイマー病に代表される神経変性疾患のように進行性でゆっくり症状が進む疾患は、前述の原因疾患と同様に高次脳機能障害を示しますが、行政的には対象外とされています。これは別の仕組みで支援する必要があるからです。したがって行政的には「何年何月何日に起こった病気またはケガで、高次脳機能障害になった」と特定できることが、障害認定のためには重要です。

　まずは代表的な3疾患についてみていきます。

①脳血管障害(脳卒中)

　脳血管障害(脳卒中)は代表的な3疾患のうち、50歳以上では最も多い原因疾患になります。注目したいのは、高齢者で高次脳機能障害を引き起こす脳血管障害の種類は脳内出血、脳梗塞といった一般的な疾患であるのに比べて、50歳以下では多くの場合で、もやもや病に伴う出血や梗塞、脳動静脈奇形に伴う出血、くも膜下出血による出血後の

血管攣縮で前大脳動脈の梗塞を伴う症例といった「大脳の前頭葉を直撃するような特異な疾患」であることが特徴的です。そこで若年層の脳血管障害は頻度こそ低いものの10代から40代に至るまである程度の比率を占めています。若年層であるということで社会参加の観点からは重要性の高い疾患群といえます。

②頭部外傷（頭のケガ）

頭部外傷（頭のケガ）は、直接脳が傷つく脳挫傷やくも膜下出血などさまざまな病態が生じますが、ここでは衝撃による脳の損傷ということで**外傷性脳損傷**という用語を用います。外傷性脳損傷は主として**脳挫傷**と**びまん性軸索損傷**のことをいいます。

脳挫傷は脳が狭い頭蓋骨の中で「ぐしゃ」と潰れることでわかりやすいのですが、生じる部位は頭をぶつけた箇所ともう一か所ぶつけた場所と真反対の側です。これは物理学的現象で説明されます。

びまん性軸索損傷はとても難しい用語ですが、びまん性とは「広範囲に」という意味で、軸索は神経と神経をつなぐ電線の部分を指し、大脳の白質をいいます。この電線の部分である軸索が頭部に強い力が働くとブツブツに切断されてしまい、これをびまん性軸索損傷と呼びます。

びまん性軸索損傷は厄介なことに、CT（コンピューター断層撮影法）や普通のMRI（磁気共鳴画像）などの画像診断では写りません。うまく写った場合でも、受傷から何か月も経つとわからなくなってしまいます。頭部外傷後の高次脳機能障害では、びまん性軸索損傷の存在が相当大きな要因になっていて、これを画像診断できるような研究が続けられています。一方で、画像診断に何も写っていなければ正常と診断することが基本となっており、何も写っていないからびまん性軸索損傷であるということにはなりません。

③低酸素脳症（窒息）

低酸素脳症とは、**窒息**のことです。窒息といえば多くの人が水に溺(おぼ)れることを想像すると思いますが、そればかりではありません。喘息(ぜんそく)発作で呼吸ができなかったり、事故で身体が機械に挟まれたり、さまざまな病気で心肺停止から蘇生した結果として高次脳機能障害をもつのは珍しいことではありません。

 年齢別の原因疾患

　原因疾患ごとの比率は、年齢によって異なります。50代より高い年齢層では脳血管障害が最も多くなり、満65歳以上の年齢層では圧倒的に多くなります。しかしながら若い人にも脳血管障害を原因とする人は必ず一定程度いて、特にもやもや病や脳動静脈奇形の破裂は20代や30代の若年層で重要な原因となっています。

　50歳以下の成人層では頭部外傷を原因とする症例が最も多く、交通事故に起因することが多くみられます。自動車との衝突もさることながら、自転車での自損事故も少なくありません。また、高齢者では転倒による頭部外傷も目立ちます。頭部外傷はさらに脳挫傷、びまん性軸索損傷、外傷性脳内出血など細かく分類され、症状もさまざまです。

　また、子供では大人と同様の原因疾患に加えて、ウイルス感染症などに伴う**急性脳症**が原因疾患として重要です。特に6歳未満であれば急性脳症は代表的な原因疾患といえます。また、**溺水**による窒息も子供における原因として重要です。

3 高次脳機能障害の代表的な症状

① 記憶障害

次のような場合は「記憶障害」を疑います
- ☑ 約束を守れない・忘れてしまう
- ☑ 大切なものをどこにしまったかわからなくなる
- ☑ 他人が盗ったと言う
- ☑ 作り話をする
- ☑ 何度も同じことを繰り返し質問する
- ☑ 新しいことを覚えられなくなる

▶ 症状

　記憶とは「ものごとを覚えて、それを貯蔵し、それを思い出す」という一連の働きをさします。特に、ものごとを覚えることを**記銘**、貯蔵することを**保持**、思い出すことを**想起**と呼びます。どの作業も記憶が障害されると不十分になり、過去の出来事を忘れてしまいますが、これを**健忘**と呼びます。

　健忘は頭部外傷の時の記憶障害に特徴的に見られる症状で、頭を打った時点より過去のことを忘れてしまって思い出せない**逆行性健忘**と、その時点からのことを覚えられない**前向性健忘**の2種類があります。

　逆行性健忘は頭を打った日から逆算して1日前、2日前、1か月前、

1年前と以前をたどっていくと、昔の出来事ほどよく思い出すことができますが、頭を打った日に近い出来事ほど思い出せません。重症であればあるほど思い出すことができる期間がだんだん過去にむかって長くなります。逆行性健忘で1年前のことは忘れたけれど、昨日のことは覚えているというようなことは決して起きません。健康な状況で過去をだんだんと忘れていくこととは決定的に異なります。

　頭を打った時には、一般的に回復するにつれて記憶が残るようになっていきますが、前向性健忘では、頭を打った日から数えて1日後、2日後、1か月後、1年後と以後をたどっていくと、頭を打った日に近い出来事ほど思い出せません。重症であればあるほど、いつまでたっても記憶できない状況が長く続きます。

行動上の問題

● 「できないこと」を見る

　記憶障害のある人と一緒に生活している人は、「今朝のことなのに覚えていない」「そんなことまで忘れてしまったか」といったことに気づき、そのような「できないこと」を記憶障害に結びつけることは容易です。しかし、「できないこと」は一般的には「見えない障害」であり、記憶障害によってできないことを見えるようにするためには**神経心理学的検査**によって記憶力の測定をする必要があります。これにより数字化することもできます。その結果、新たに併発するような病態が加わらない限り、記憶力は悪化することはなく、通常は時間とともに改善していきます。また、ケガから何か月も経ってから急に悪くなったりすることは決してありません。

● 「見慣れない行動」を見る

　「できないこと」とは別にさまざまな「見慣れない行動」が出てきま

す。「見慣れない行動」とは、些細なことかもしれないけれど周囲の人があれっと思うような、普通ではない問題のある行動で、周囲の人にはっきり見えます。たとえば、何度も同じことを尋ねたりすることはよく見られる「見慣れない行動」ですが、これが頻繁になると周囲の人にうるさがられて、摩擦が生じるもとになります。記憶障害があると、実は本人もその点でとても不安があり、何度も尋ねたり、忘れないうちにと思いつくままに話してしまうということが起こりがちです。

　ありもしないような見え透いた嘘で1日の出来事を語っていたとしたらどうでしょうか。また忘れてしまった部分を取り繕うために、嘘を交えて話をしていたらどうでしょうか。記憶障害がある人にはこのようなことが生じてきますが、これを**作話**といいます。作話は人をだます目的で嘘をつくのではなく、記憶が欠落した部分を補うために架空の話を作ることで、認知症でもよく見られる症状です。

　このように高次脳機能障害の各症状は障害者の行動に着目すれば見えますが、この例のようにその行動を診断基準にあるような症状名に結びつけることは容易ではありません。

　このような「できないこと」を**陰性症状**、「見慣れない行動」を**陽性症状**と呼ぶことがあります。認知症の中核症状と行動・心理症状（BPSD）と共通するところもあります。記憶障害ではこのような問題となる行動を含めて記憶障害であるということを知り、適切に対応する必要があります。

対応

●記憶障害の経過

　記憶障害は家族のように一緒に生活している人は容易に気づくことができ、覚えていられないことが問題であると理解できます。そうで

あれば記憶力を高める訓練をすればよいかというと必ずしもそうはいきません。

　一般的に高次脳機能障害の各症状は、発症から1年以内によくなる部分はよくなりますので、社会復帰を考える頃には目に見えてよくなるということはありません。なかでも外傷性脳損傷が原因の場合は、比較的長く回復傾向を示します。また年齢が20代といった若い人の場合にも回復傾向がみられます。そのような場合でも発症から5年も経てば回復はみられなくなるのが一般的で、病院を退院し、家庭に戻ってから記憶力を高めるための訓練をしても多くのことは望めません。人によっては訓練自体がストレスになり、日常生活を平穏に過ごすための妨げになることもあり、注意が必要です。

　何度も同じことを繰り返し質問する場合は、まずはそれが障害による不安によるものだということを周囲が共通して知ることが大切です。思いついたことをまず口にしてしまうことも同じで、後になったら忘れてしまうかもしれないという不安によるものです。これに対して、「うるさい」「もっとよく考えて」と言い返したら、本人は立つ瀬がなくなります。

　そこで、本人にはメモすることを促すことが最善です。これを**メモリーノート**と呼びます。
本人がメモすることができなければ、家族や支援者がメモを作成して本人の目に触れるところにおくことが適切です。

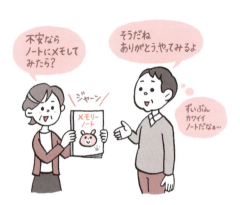

❷ 注意障害

> 📢 次のような場合は「注意障害」を疑います
> ☑ いすや車いすで寝ていることが多い
> ☑ 車いすで病棟内を歩き回り、他の部屋に入っていく
> ☑ 他人に興味をもち、くっついて離れない
> ☑ 隣の人の作業に、ちょっかいを出す
> ☑ 周囲の状況を判断せずに、行動を起こそうとする
> ☑ エレベーターのドアが開くと、乗り込んでしまう
> ☑ 作業を長く続けられない
> ☑ 他の人の話を、自分のことと受け取って反応する

症状

●能力低下をもたらす重要な障害

　注意障害は高次脳機能障害の症状のなかで、非常に重要な位置を占めています。その理由は注意障害があると、あらゆる高次脳機能に悪影響を及ぼし、知能テストでいえばあらゆる面でのスコアの低下をもたらし、実生活でいえばあらゆる面での能力低下をもたらすからです。

　このように重要な注意障害ですが、これが何かということを説明するのはとても難しいことです。**注意**とは日常的に使用される注意集中や何かに注意をむけるといった表現と同じようなもので、注意障害とはそのような注意の障害であると考えて概ね差し支えありません。

●四つの注意のはたらき

　これをもう少し日常生活に即して分析すると、注意という脳の働きにはさまざまな面があり、概ね注意の**持続**、**分配**、**選択**、**転換**の四つ

に分類説明され、障害もそれに応じたものになっていることがわかります。

　注意の「持続」が保てなくなるとすぐに疲れてしまい、長い時間物事に集中して取り組むことができなかったり、根を詰めて作業することが難しくなります。

　また、注意を振り分ける「分配」ができないことで、一般的には容易にできるはずの二つのことを同時にできなくなります。たとえば料理の際に野菜を切りながら、一方で電子レンジのスイッチを入れるといったことです。

　いくつかあるものの中から選ぶ「選択」も注意の働きですが、障害されると細かい一覧表の中から目的の事項を探すのが苦手になります。たとえば大きな駅のバスターミナルで「所沢東口行き」「所沢車庫行き」「所沢市役所行き」などと似たような行先が並ぶと、どれを選択するのか混乱が生じてきます。

　さらには注意を適切に別のことに移動させて次の行動に移しますが、これがうまくいかなくなると、一つのことに気を取られているうちに大事なことが起きても気づかずに終わってしまいます。それらは健康な人でも起こることですが、度を超えればさまざまな困難が生じます。

　以上のような注意障害のさまざまな面を神経心理学的検査で評価しますが、これらの陰性症状は記憶障害と同様にある程度までは回復しても、時間が経つと固定化して、それ自体がよくなるということはなくなります。

行動上の問題

　前述の注意障害の特徴は、いずれもその目で見ると納得する点があるかと思いますが、注意障害に基づく本人の行動の特性は、**疲れやす**

いことに集約されるといって過言ではありません。したがって、一つの作業を行うにあたって、うんざりしたというような言動としぐさが目立ち、あくびをしたりすることも日常のことです。

そればかりか、わずかな妨げにしかならないような雑音や気を散らすような要因にむけて怒鳴り声を上げたり、場合によってはそれが原因で周囲の人間とケンカをしたりします。

こうして見ると、この行動上の問題が注意障害の結果として生じているとは神経心理学的検査の結果を知っただけでは理解できません。まずは注意障害による陽性症状がどのようなものであるかを知ることが第一です。注意障害そのものがよくなることがない慢性期になったとしても、これらの行動上の問題は対応できます。

対応

前述のように注意障害の特徴は疲れやすいことにありますので、作業を例にとっていえば、時間を短く区切ることにつきます。本人の早く終わりたいという要望に対して、「もっと頑張れ」というようなことを言っても無駄に終わるだけでなく、新たな摩擦が生じるだけです。疲れるということは本当に疲れているのであって、周囲の人が健康な人と同じセンスでこれぐらいなら大丈夫というのは通用しません。

休憩をこまめにとるばかりでなく、一つひとつの工程を細かく区切ることは大切です。

作業所で同じ障害のある人などと一緒に作業するような場面でどうしても気が散るようであれば、作業する場所を別に設けたり、周囲の人にあまり話しかけないように理解を求めたりするなど、その場その場での工夫が必要になります。これは決して急場しのぎの対応ではなく、支援者にとって基本的なものの考え方になります。注意障害自体

がよくなることはなくても、このようにして行動上の問題がかなり軽減でき、社会への適応ができるようになります。

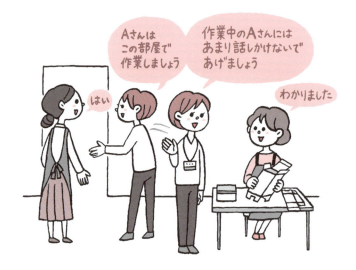

③ 遂行機能障害

次のような場合は「遂行機能障害」を疑います
- ☑ 約束の時間に間に合わない
- ☑ 仕事が約束通りに仕上がらない
- ☑ 自分で計画を立てて、実行することができない
- ☑ 指示してもらわないと何もできない
- ☑ 言われたこと(通りに)しかできない
- ☑ どの仕事も途中で投げ出してしまう
- ☑ これまでと違う依頼をすると、できなくなってしまう

▶ 症状

　遂行機能障害は**実行機能障害**ともいわれ、物事の段取りを立てて、その通りに実行していくことが困難になる障害です。実行機能障害という言葉のほうが頭に入りやすいという人もいます。遂行機能をもう少し細かく分類すると、**立案**、**段取り**、**手順**、**調整**という構成要素に分かれます。

　たとえば、朝起きて大ざっぱであっても今日1日を想像して、何をするのかイメージをつかみます。そのうえでいつも通りであればそのように行動するし、特別なことがあればそれをどのようにスケジュールに組み込んでいこうかと見当をつけることくらいはします。高次脳機能障害のある人はもっと詳しくスケジュールを立てるとなると、自分一人では難しくなります。

　以上のなかの、何をしようかという部分が「立案」、どのような順番でやっていこうかと考えることが「段取り」になります。遂行機能障

害があると、この「立案」「段取り」ができなくなります。立案ができなければ、自発的に何かをすることができないようにみえます。

　作業の工程についても同じことがいえます。一つの物を作るのに必要な材料と道具を準備し、一つひとつの「手順」をふまえて完成までもっていくことがひどく困難になります。たとえば、主婦であれば食事を作ることがかつてのようにいかなくなります。ここで大切なことは、手順を自ら決めて作業を行うことが苦手なだけであって、他人から指示してもらったり、手順書のような手引きがあれば実行できるということです。決して個々の具体的な作業ができないわけではありません。

　また、1日のスケジュールであっても、何かを作る作業であっても、うまくいかない時には途中で「調整」することが必要になり、予定していたことを柔軟に変更していきます。しかし、遂行機能障害があると予定したこと以外のことが起こると対応ができなくなります。

行動上の問題

　遂行機能障害のある人はさまざまなことができるはずなのに自発的に何かをしようとはせず、指摘をすると不愉快そうに「指示を待っている」と言い張ったりするのが典型です。そして、言われれば言われたようにはできますが、言われた通りにしかできず、応用や融通がききません。さらには、「なぜやらないのだ」と言おうものなら、「今やろうとしていたのに」と言い返すなど、子供と同じような幼稚な対応をみせます。

　これらは遂行機能障害の典型的な問題ある行動であり、このような傾向がみられたのであれば、病院での神経心理学的検査を振り返って、遂行機能障害があったかどうか、またその程度はどうであったか確認

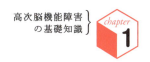

する必要があります。

▶ **対応**

　まずは家族や支援者がこのような障害があるという認識をもつことが第一です。遂行機能障害のある人は適切に指示を提示すればかなりの作業ができ、家庭であれば日常生活を円滑に送ることができるようになります。

　1日のスケジュールを組み立てることができなければ家族や支援者が作成し、それをきちんとメモにして渡します。段取りや作業の手順があればできるような場合はそれを作成し、見やすいように提示します。記憶障害の時のメモリーノートとは全く違いますが、記憶障害を伴っている人もいるので、その場合は工夫が必要です。また、**メモリアシスト**を携帯情報端末で使用することで、手順やスケジュールを示すこともできます。

▼写真1-1　メモリアシストの画面例

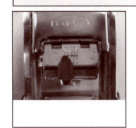

④ 情報処理速度の低下

次のような場合は「情報処理速度の低下」を疑います
- ☑ できないわけではないが何事も遅い
- ☑ 動作がゆっくりしている
- ☑ 会話のスピードについていけない
- ☑ 急かされると不機嫌になる

症状

　高次脳機能障害のある人に比較的共通して見られるのは、精神と運動の活動がゆっくりしていることです。聞いて理解することもゆっくりなら、理解してから行動に移すこともゆっくりになります。その結果、人によっては文章を書くことなどから、目的に向かって歩いていったりするようなことまでゆっくりになります。このようなことを**情報処理速度の低下**と呼びます。

　情報処理速度の低下は高次脳機能障害の主要症状とされていませんが、すべての行動にわたる全般的な症状として重要です。高次脳機能障害と診断された人は多くの場合、複数の認知障害を持ち合わせているので、情報処理速度だけが低下しているということはまずないといって差し支えありません。しかし、情報処理速度の低下はしていても目的は達成できるということもまた事実です。

　この症状は知能検査のなかのいくつかの項目から数値化することができるので、検査結果からその有無や程度を知ることができます。この数値は発症から一定の期間は改善傾向を示しますが、やがては固定化します。

行動上の問題

　情報処理速度が低下している人の多くは、自分がそうであることを受け入れていないため、そのための配慮を受けても感謝するとは限りません。一方で、急かされることをとても嫌がります。これらのことから周囲との摩擦が生じるだけでなく、支援者との関係まで困難になってくることがあります。他の症状の場合と同様に、周囲の理解と適切な対応がなければ不機嫌と苛立ちは目立ったものになっていきます。

対応

　ゆっくりしていることをできないためと勘違いしてはいけません。それぞれのペースを守ることで一連の作業を達成していきますので、個々人のペースがどの程度であるかをよく知り、そのうえで辛抱強く待つ必要があります。作業を急かした途端に不愉快にさせてしまうことは、最も犯しやすい支援者のミスです。

　また、早口で話したために本人ができないことを、能力が欠けているから理解できないと勘違いしてはいけません。会話では相手がメモを取ることができるぐらいにゆっくり話すなどの配慮が必要です。さらには、3人で話をしている時には、気をつけなければ一人だけ疎外感を感じさせるような環境を作り出す結果になります。

　会話ばかりではなく作業の速度もゆっくりなので、仕事量を適切に決め、急かすことのないように気をつける必要があります。回復期リハビリテーションの時期のように、回復途上にある時は課題遂行を徐々に早めていくように負荷をかけることもできますが、慢性期に入ったら情報処理速度をあげることに多くを望まないという考えは大切になります。無理をすれば摩擦を生じるだけで終わってしまいます。

⑤ 社会的行動障害

📢 次のような場合は「社会的行動障害」を疑います
- ☑ 興奮する、大声を出す、暴力を振るう
- ☑ 思い通りにならないと、決まって大声を出す
- ☑ 他人につきまとって迷惑な行為をする
- ☑ 支援者に恋人になれと強要する
- ☑ 不潔行為やだらしない行為をする
- ☑ 自傷行為をする
- ☑ 自分が中心でないと満足しない

症状

●直接的と二次的に出現する社会的行動障害

　社会的行動障害には、①**対人技能拙劣**、②**依存性・退行**、③**意欲・発動性の低下**、④**固執性**、⑤**感情コントロールの低下**など非常に多岐にわたる症状が含まれます。すでに述べた通り、記憶障害、注意障害、遂行機能障害といった神経心理学的検査の結果として指摘される個別に特徴ある障害をもつ場合でも、さまざまな行動上の問題を抱えています。したがって高次脳機能障害はすべてが社会的行動障害ではないかという疑問に対しては、ある意味その通りだということができます。

　一方で社会的行動障害は二つに分類できます。一つは脳の特定部位が損傷された結果として直接的に問題行動が出現する場合です。二つ目は前述のように記憶障害などの結果、二次的に周囲の人とうまくやっていけないことの結末として、種々の問題行動が出現する場合があります。ここでは前者のように脳の損傷によって直接的に現れてくるよ

うな問題行動を中心に述べますが、厳密なものではありません。

●多岐にわたる症状

①**対人技能拙劣**とは、他人の気持ちを思いやりながら一緒に作業することが難しいことをいいます。

②**依存性・退行**は他人への依存的傾向が強まり、親に頼ろうとする子供のような行動を見せることをさします。

③**意欲・発動性の低下**はどのようなことでも何かを自発的にしようとはせず、それでいてうつ状態が伴っていないことが特徴です。**アパシー**という言葉がありますが、概ね意欲・発動性の低下に相当します。

④**固執性**とは、こだわりのことです。固執性が強くなると一つのことから離れられなくなり、ずっとそのことを続けてきりがなくなり、明らかに病的であると気づかれます。固執する対象が通常のことからあまりにもかけ離れていることもあれば、お菓子を食べ始めたら止められなくなったというようなありふれたこともあります。

⑤**感情コントロールの低下**は、すぐにキレたり、些細なことで怒り出すことをいいます。大切なことは暴力を振るうことで他人に何かを強制するのではなく、何か気に入らないことに反応して大暴れするということです。つまり、大暴れするきっかけや原因が必ずあり、それに対して過剰に反応することです。

そのほかにも、さまざまな症状がみられ、**性的逸脱行為**もその一つです。性的逸脱行為は周囲の人との関係を悪くしますので十分な注意が必要です。問題行動のうちで抑制がきかないために生じる障害の一つで、度が過ぎると他人から訴えられかねないような執拗な行動をとることがあります。

●大半の人に出現する症状

社会的行動障害は対人技能拙劣や意欲・発動性の低下など細目別に検討すれば、それぞれ約5割程度の人に見られます。しかし、社会的

行動障害に含まれる項目のどれか一つをもつ人の割合はおおよそ8割程度の人になってきます。

　以上のような障害は、直接的に脳の損傷に基づく症状である場合と、これまで述べた通りに二次的に周囲の人との関係により出てくる行動上の問題である場合とがあります。直接的に脳の損傷に基づく社会的行動障害には理念上の分類として**意欲・発動性の低下、脱抑制、常同反復行動**などの項目があげられます。いずれも前頭葉機能の損傷を主たる要因としています。

　また、前述のさまざまな症状のいくつかはこのような分類のどれかに含まれると考えられます。たとえば意欲・発動性の低下はアパシーの現れ、感情コントロールの低下は**脱抑制**による症状の一つと考えることができます。医師が診断をつけるという作業では直接的に脳の損傷に起因するのか、対人関係などで二次的に生じたものか区別することは大切ですが、社会生活や日常生活で対応を考える際に、そのいずれかを決めることに大きなエネルギーを割く必要はありません。

行動上の問題

　社会的行動障害はその名の通り、社会に出てはじめて気づかれるという症例がたくさんあることを知る必要があります。誰の目にも明らかな重度の場合はともかく、入院中は看護師によって生活のすべてが支援されていて、その間はほとんど問題なく過ごしていますが、退院後にはじめてこれはおかしいと気づかれるのが本障害の特徴です。

　また、家庭にいる間はそれほど目立たなかったけれど、職場に出て問題として発覚することもあります。これらはその時になって発症したのではなく、環境次第で問題が顕在化したということです。検査のために再入院して看護師の支援がある生活になったら、また何の問題

もなく過ごせるという場合も珍しくありません。

　社会的行動障害を主とする症例では案外知的能力が保たれていることもあり、簡易知能検査では満点であることがしばしば見られます。そのため入院中はほとんど自立しているように見えても家庭では問題が生じたり、家庭ではさまざまなことができる一方で、いざ就労となると全く職場に適応できないということもあります。このように就労という観点では、最も厄介な症状といえるかもしれません。

対応

　社会的行動障害は一般に社会生活において顕在化することから、慢性期に入ったところで対応を迫られる症状といえます。すなわち脳機能の改善を図ることが困難な時期での対応は、**環境の整備**が大切になります。

　対人技能拙劣に対しては、ある程度の病識が見られる症例では**社会生活技能訓練**(social skill training；**SST**)➲が試みられ有効なこともあり、その一つの手法としてあえて困難な場面に直面するような状況に本人をおくようなこともあります。しかし、あまりに病識に欠けるようであれば、周囲の人たちの理解を求めたり、他人と接触する機会が少ないような環境で仕事をするように配慮することが主になります。

> ➲社会生活技能訓練
> コミュニケーション技術を身につけることによって対人技能を改善するための集団的訓練のこと。

　また、意欲・発動性の低下に対しては、励ますことで改善を求めても、あまりよい結果には結びつきません。むしろ日々の暮らしの中でできることを見つけ、その能力を生かすことで社会生活に参加することを考えたほうがうまくいきます。根性論で押し切ろうとすれば、益がないだけでなく周囲が疲れる結果になることを覚悟しなければなり

ません。

　さらに、感情コントロールの低下に対しては、この症状により大暴れするという出来事は、丁寧にその状況を記録すれば必ず共通したきっかけが浮かび上がってきます。たとえば、周囲の人の何気ない一言が激怒させるといったことです。高次脳機能障害のある人は高次脳機能障害の症状としてそのような行動をとるということを知り、むやみに非難しないことを家族や周囲の人が心がける必要があります。それでも本人がすぐに怒り出したり、周囲にいる人に大きな混乱を生じさせるようであれば、専門医による薬剤の投与を考える必要があります。

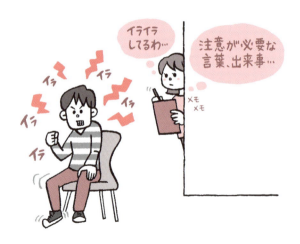

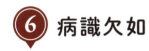

⑥ 病識欠如

次のような場合は「病識欠如」を疑います
- ☑ できもしないことをやろうとする
- ☑ 周囲の人ができないと言うことをできると言う
- ☑ なぜ訓練するのか理由がわからない
- ☑ 将来の見通しが非現実的である

症状

　病識とは自分がそのような病気をもっていることや、そのような障害をもっていることを認識することをいいます。それが正しくできないことを**病識欠如**といい、高次脳機能障害に特有の症状ではなく、さまざまな疾患でみられます。高次脳機能障害のある人では60％程度にみられ、その程度はさまざまです。

　病識欠如が重度で明らかな場合、治療や訓練がなぜ必要なのか認識できず、リハビリテーションに前向きに取り組めないことがあります。家庭では、本人が現在できることに比べて突拍子もないような未来展望を述べたりして、周囲の人を驚かせることがあります。

　一方、軽度の場合、病識欠如があるとは気づかれず、本人が語る「できること」と「できないこと」を家族が思うそれらと慎重に比較してみて、はじめてズレがあることで気づかれることもあります。

行動上の問題

　病識欠如は自分に起きている事態を知らないから、それはそれでハッ

ピーではないかと捉えることは大きな誤りです。自分にそのような障害がないことを前提に物事を進めようとするため、周囲から変だと思われるくらいならともかく、できもしないことをできると主張し続ければやがて不信感を買い、周囲との摩擦が生じ、それが原因で他人と一触即発の状態を続けたり、うつ状態になったりしかねません。

　また、会社では、「できないこと」を「できる」と言って、仕事を引き受けて失敗することがしばしばみられます。そればかりでなく、「自ら会社を立ち上げる」と言って金融機関から多額のお金を借りたりするなど、お金にまつわる書類に簡単に判を押したりサインをしてしまい、あとで家族や周囲の人が取り消すのに大変な努力を強いられることも珍しくありません。

　それだけでなく、車の運転なども本人のできるとの思い込みだけを信じて周囲が許可することは、事故につながりかねない危険なことです。

対応

　まずは、高次脳機能障害があるとわかったら一度は病識欠如があるかどうか確認する必要があります。病院のようなところであれば、神経心理学的検査をする際に一緒に検討することが望ましく、もし検討されていなければ本人に「現在、何に困っていますか」「これはできますか」「将来どんな仕事につきたいですか」といった質問を繰り返すことで、回答と現実のギャップを確かめる作業を通じて、ある程度は有無を確認することができます。本人の回答と周囲の人が考える能力に明らかな差があれば、病識に問題があると評価します。

　そのうえでの対応は、専門職である支援者と家族では異なります。福祉施設等の専門職である支援者であれば、本人に意図して困難な状

況を作り出して失敗を体験させ、その繰り返しで本人が障害を自覚するのを促すという訓練があります。これはかなり専門的であり、専門職であってもすぐに成果が出せるものではありません。家族であれば、できないことにはタッチさせない工夫が求められます。これも穏やかに実行しないといらぬ軋轢(あつれき)を生むだけになります。

症状のまとめ

症状による行動上の問題を見る

　高次脳機能障害者として障害者手帳を取得することを始め、いろいろな行政的な認定を受ける際には、今までみてきた記憶障害、注意障害、遂行機能障害、社会的行動障害をもつことが診断上明らかにされる必要があります。これらのすべてが揃うことが必要という訳ではなく、また現実にどの症状とどの症状をもつかということになれば実際には、個人によってかなり異なってきます。

　高次脳機能障害の主要症状である記憶障害、注意障害、遂行機能障害、社会的行動障害は、それぞれ8割程度の人にみられます。言い方を換えれば、2割程度の人にはそのような症状がなかったり目立たなかったりします。したがって、発現した症状にはさまざまな組み合わせが実際に生じ、原因疾患別にある程度の共通した点があり、頭部外傷、脳血管障害、低酸素脳症といった代表的な疾患群では専門職で豊富な経験をもつ人であればその違いに気づくはずで、その詳細は今後の大きな研究対象になると思われます。そのような違いは診断上のことではなく、経過や社会適応を考えるうえでも大切なことです。

　たとえば、「記憶障害のない高次脳機能障害」というと、具体的に何に困るのかという疑問をもつかもしれません。実は困り方はさまざま

です。記憶障害はそれほど目立たなくて社会的行動障害が目立つということであれば、日常生活はそこそこ自立できていても、勤めに出る段階になれば周囲と摩擦ばかり生じて、全く就労できないというようなことも起こり得ます。さらには、それがどのような経過をたどるのか、いずれはよくなっていくのか、それとも変わらないのか、ここに診断をつけるだけではない「評価」という作業が必要になります。

その反面、症状ごとの対応方法は原因疾患が異なると別のものになるということはありません。記憶障害への対応は原因疾患が何であっても共通しています。大切なことは「その症状によってどのような行動上の問題が生じていて、それにどのように対応するか」という発想です。「記憶をよくすることが問題の解決である」という視点は多くの場合は無意味であるばかりか、本人に心理的ストレスを与えるような結果につながります。やればできるようになるはずという安易な根性論で対応することも害ばかりを生むことになります。

症状への対応

原因疾患によって、記憶障害が目立ったり、社会的行動障害が目立ったりといった違いがみられますが、個人ごとにどのような特徴があるのかよく観察することが大切です。「原因疾患がこうだから、記憶と注意の障害が主であるはずだ」と決めつけても意味はありません。

本来であれば、福祉施設でも、本人の病院での神経心理学的検査の結果がどのようであったか情報提供されればいいのですが、現在の医療福祉連携のなかでは十分な情報提供がなされていないのが現実です。場合によっては各都道府県にある**地方支援拠点機関**に相談するとよいでしょう。地方自治体によっては**連携パス**のようなものを高次脳機能障害のある人に持たせているところがあります。

高次脳機能障害の基礎知識 chapter 1

4 高次脳機能障害の経過

1 高次脳機能障害の経過とは

高次脳機能障害の予後

　高次脳機能障害のある人が発症後どのような経過をたどるのかは誰もが知りたいことです。家族にとって切実なことであるのは当然です。
　一般的には発症後(病気やケガになった時点)の経過についての見通しを**予後**といいます。予後判定をできるだけ現実的なものにするために、高次脳機能障害の経過の研究は多く実施されてきました。さまざまな本にそれらの結果が紹介されているものの、これを読みこなすことは容易ではありません。

原因疾患によって異なる経過

　高次脳機能障害の経過は、原因疾患別に異なります。高次脳機能障害のある人の長期経過を追った研究では、発症後に回復した部分のうち、9割までは1年以内によくなっています。しかし、1年を過ぎると回復の傾向はあるものの、とてもゆっくりとした改善になっていきます。
　原因疾患の代表的な3疾患、外傷性脳損傷(頭のケガ)、脳血管障害(脳卒中)、低酸素脳症(窒息)のなかでは、外傷性脳損傷が他と比較して回復の仕方がはっきりしていて、また1年以上過ぎても回復し続け

る傾向があります。なかには何年も回復し続ける人もいます。しかも発症時の状態がかなり重度であってもかなり回復する人がいます。

しかし、脳血管障害や低酸素脳症は、発症時が重度であると大きな後遺症を遺しやすく、1年を過ぎると改善傾向が乏しくなります。

発症年齢によって異なる経過

発症時の年齢が成人後のことか小児期であったかでも経過は異なります。子供であれば大人と比較して発症時の状態が重度であったとしても改善の度合いはより顕著です。青年期ぐらいまでは数年をかけてよくなる傾向がはっきりしていて、原因疾患が頭部外傷であればより顕著です。原因がどのような疾患であるにしろ、年齢が高くなればなるほどこの改善の度合いは少なくなっていきます。

その一方で、小児期に高次脳機能障害を発症した例では、それ以降に学ぶことができにくいという複雑な問題がありますが、それについては6頁で確認してください。

重度の概念

以上述べてきたなかで、繰り返し「発症時に重度だった」という言い方が出てきますが、この表現に混乱されている方もいるのではないでしょうか。発症時の重度という表現は、概ね発症時の意識障害の程度とその継続時間と理解していただいて結構です。昏睡状態が何日も続いたということを意味します。

したがって、かなりの期間が経過してからの結果として、症状が寝たきりと呼ぶような状態になっている人を重度と呼ぶのであれば、そのような人が見せる改善傾向は限定的であるのは必然です。そのため、

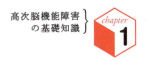

外傷性脳損傷により重度の人が回復可能といった場合、同じ頭のケガでも受傷から1年以上を寝たきりになっている人が何年も経てば、やがては就労までつながるということではありません。

▶ 改善のゆくえ

　以上をまとめると、外傷性脳損傷により高次脳機能障害をもつようになった人は発症から数年以内であればある程度の改善が見込まれ、年齢が若ければその傾向は明確です。ここで述べている改善傾向というのは知能テストで測れるような記憶や注意などの機能の改善のことで、この改善傾向が仮に止まったとしても社会適応力はさらに増していくことが多くの例でみられることは忘れてはいけません。それでも福祉施設を利用する頃の障害程度が相当重度であれば、将来にわたってかなりの後遺症とともに生きていくことは事実であり、その後に支援が全く必要なくなるというわけではありません。

発症・受傷から診断、退院、社会生活まで

病気やケガにより高次脳機能障害の発症が疑われる場合、さまざまな画像や検査法により診断していきます。
高次脳機能障害のある人は急性期医療の後、社会生活への復帰にむけて認知リハビリテーションや生活訓練などを行います。

Contents
1 高次脳機能障害の診断 …38
2 発症・受傷から社会生活へ …46
3 生活訓練と職業訓練 …55

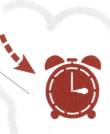

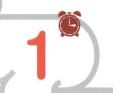

高次脳機能障害の診断

① 高次脳機能障害の診断の方法

▶ **画像診断**

　高次脳機能障害の診断は**医師**の業務であり、もっぱら**医療機関**に委ねられています。診断を受けることには二つの意味があります。

　一つは、医学的にどのような症状をもち、それがどのように生活に支障をきたしているのか知ることです。この診断に基づいて**医学的リハビリテーション(認知リハビリテーション)**が開始されます。

　二つ目は、高次脳機能障害と診断し、**障害者手帳**や**障害年金の給付**を受けるための診断書を作成し、社会福祉サービス利用と社会保障への門戸を開くことです。そのために高次脳機能障害診断基準が定められています(図表2-3)。これらの申請書類に付ける診断書は主治医であれば、診療科の種類を問わず、精神科以外の脳外科やリハビリテーション科の医師も書けます。原則的に脳の**CT**(コンピューター断層撮影法)や**MRI**(磁気共鳴画像)などの画像診断を必要とすることから、そのような設備をもつか、あるいは容易に利用できる医療機関が一般的です。また**SPECT**という機能画像が併用されることもあります。高次脳機能障害の診断で重要な画像診断は、図表2-1のとおりです。

　もちろん入院当初に救急病院で撮像した画像を近所の診療所に持っていき、診断書の作成を依頼することもできますし、それに代わる診断書を持っていくことでも作成できます。

▼図表2-1　主な画像診断

名称	概要
CT	X線撮影した画像をコンピューター処理した断層画像
MRI	磁場計測で撮影したコンピューター断層画像
SPECT(スペクト)	放射性物質を血液に注入して得られる血液循環の断層撮影

実務上必要な神経心理学的検査

　高次脳機能障害の診断基準では必須項目にはなっていませんが、診断書作成のために**神経心理学的検査**を受けることは実務上必要です。そのための専門職を配置している医療機関であれば、画像診断からワンストップで完結します。

　神経心理学的検査は記憶障害や注意障害などの症状を浮かび上がらせたり、その障害の程度を把握するために行います。図表2-2に症状に対応する主な検査法を記しましたが、すべてが必要ということではありません。したがって高次脳機能障害をもつことが明らかであり、回復期リハビリテーション病院で認知リハビリテーションを受けた人であれば、その診療録を使って書類作成を済ませることが最も確実で簡便な方法となります。そうではない人は、このような書類の作成に慣れた医師に依頼すると物事をスムーズに進めることができるので、**地方支援拠点機関**に相談して紹介してもらうなどするとよいでしょう。

▼図表2-2　症状と主な検査法

症状	主な検査法
知能低下	MMSE、HDS-R(改訂長谷川式簡易知能評価スケール)、WAIS-Ⅲ
記憶障害	WMS-R、三宅式記銘力検査、RBMT、ベントン視覚記銘力検査、Reyの図
注意障害	Trail Making Test(TMT)、CAT、PASAT
遂行機能障害	BADS、Stroop Test、Wisconsin Card Sorting Test (WCST)

▼図表2-3　高次脳機能障害診断基準

　「高次脳機能障害」という用語は、学術用語としては、脳損傷に起因する認知障害全般を指し、この中にはいわゆる巣症状としての失語・失行・失認のほか記憶障害、注意障害、遂行機能障害、社会的行動障害などが含まれる。
　一方、平成13年度に開始された高次脳機能障害支援モデル事業において集積された脳損傷者のデータを慎重に分析した結果、記憶障害、注意障害、遂行機能障害、社会的行動障害などの認知障害を主たる要因として、日常生活及び社会生活への適応に困難を有する一群が存在し、これらについては診断、リハビリテーション、生活支援等の手法が確立しておらず早急な検討が必要なことが明らかとなった。そこでこれらの者への支援対策を推進する観点から、行政的に、この一群が示す認知障害を「高次脳機能障害」と呼び、この障害を有する者を「高次脳機能障害者」と呼ぶことが適当である。その診断基準を以下に定めた。

> 診断基準
> Ⅰ. 主要症状等
> 1. 脳の器質的病変の原因となる事故による受傷や疾病の発症の事実が確認されている。
> 2. 現在、日常生活または社会生活に制約があり、その主たる原因が記憶障害、注意障害、遂行機能障害、社会的行動障害などの認知障害である。
>
> Ⅱ. 検査所見
> 　MRI、CT、脳波などにより認知障害の原因と考えられる脳の器質的病変の存在が確認されているか、あるいは診断書により脳の器質的病変が存在したと確認できる。
>
> Ⅲ. 除外項目
> 1. 脳の器質的病変に基づく認知障害のうち、身体障害として認定可能である症状を有するが上記主要症状（Ⅰ-2）を欠く者は除外する。
> 2. 診断にあたり、受傷または発症以前から有する症状と検査所見は除外する。
> 3. 先天性疾患、周産期における脳損傷、発達障害、進行性疾患を原因とする者は除外する。
>
> Ⅳ. 診断
> 1. Ⅰ～Ⅲをすべて満たした場合に高次脳機能障害と診断する。
> 2. 高次脳機能障害の診断は脳の器質的病変の原因となった外傷や疾病の急性期症状を脱した後において行う。
> 3. 神経心理学的検査の所見を参考にすることができる。

　なお、診断基準のⅠとⅢを満たす一方で、Ⅱの検査所見で脳の器質的病変の存在を明らかにできない症例については、慎重な評価により高次脳機能障害者として診断されることがあり得る。
　また、この診断基準については、今後の医学・医療の発展を踏まえ、適時、見直しを行うことが適当である。

- 「受傷や疾病の発症の事実」とは、器質的病変を生じた疾病名とそれが生じた日を特定できることをいいます。

- これらの認知障害が、実際に生活における困りごとを引き起こしているということが診断のポイントになります。

- 頭部外傷では時間が経つと画像で所見がわかりにくくなる傾向にあるため、発症時点での検査で器質的病変が確認されていたという旨の診断書があれば、脳の器質的病変が確認されたとします。

- 失語症は身体障害者手帳の対象となりますが、生活を困難にしている症状が「Ⅰ.主要症状等」にあるような認知障害であるなら、高次脳機能障害として診断されます。

- 高次脳機能障害の原因となる疾病の発症日以前から同じ症状がある場合は除外となります。

- アルツハイマー病に代表される進行性疾患の場合は、別の支援体制が組まれるべきとして除外されています。

- 意識障害がある時期に高次脳機能障害を診断することは困難であるため、急性期症状を脱した後に診断をすべきだとしています。

診断書の記入例

前述した障害者手帳や障害年金の給付を受けるための申請書類につける診

この診断書には後天性の脳損傷の原因疾患が何であったか、それはいつ発生したのか記載されています。次いで高次脳機能障害としてどのような症状がみられるのか記載されています。最後に日常生活を送る能力や実際の生活レベルがどのようであるかがわかります。

▼図表２-４　診断書の記入例

記入例

(精)　国民年金　厚生年金保険

診断書（精神の障害用）　様式第120号の4

(フリガナ) 氏名	○○○○ ○○○○	生年月日	(昭和) 平成 47年 5月 28日生（42歳）　性別 男・(女)
住所	住所地の郵便番号 ○○○－○○○○　○○ 都道府県 ○○ 郡市区 ○○○		
① 障害の原因となった傷病名	高次脳機能障害　ICD－10コード（F04.06）	② 傷病の発生年月日	昭和 (平成) 25年 6月 9日　(診療録で確認) 本人の申立て（年 月 日）　本人の発病時の職業：会社員
		③ ①のため初めて医師の診療を受けた日	昭和 (平成) 25年 6月 9日　(診療録で確認) 本人の申立て（年 月 日）　④既存障害：なし
⑥ 傷病が治った（症状が固定した状態を含む。）かどうか。	平成　年　月　日　確認 推定	症状のよくなる見込・・・ 有 無 ・ 不明	⑤既往症
⑦ 発病から現在までの病歴及び治療の経過、内容、就学・就労状況等、期間、その他参考となる事項	陳述者の氏名 ○○○○　請求人との続柄 配偶者　聴取年月日 26年 12月 1日 入院5日前から頭痛、発熱、嘔吐が始まり、平成25年6月9日に意識障害とけいれん発作が出現したため救急搬送となり、入院した。入院時画像と髄液所見からヘルペス脳炎の診断となり治療された。急性期治療が終了し高次脳機能障害もあることから、転院を勧められ、平成25年9月5日から当院でリハビリテーションを開始した。平成26年4月からは自立訓練サービスを利用している。常時多くの介助を要し、日常生活活動のうち食事と排泄のみ自立している程度であるため復職は難しく、26年12月末で退職する。		
⑧ 診断書作成医療機関における初診時所見　初診年月日 昭和 (平成) 25年 9月 5日	初診時、顕著な記憶障害前向性健忘があり、逆向健忘は約5年、前向健忘は発症時より3か月経つも持続していた。自発性低下が強く見られ、見当識障害も認めた。病識が欠如していて検査が困難であり、家に帰ろうとする行動が目立った。		
⑨ これまでの発育・養育歴等（出生から発育の状況や教育歴及びこれまでの職歴をできるだけ詳しく記入してください。）	ア 発育・養育歴：特に問題なし	イ 教育歴：乳児期　不就学・就学猶予　小学校（普通学級・特別支援学級・特別支援学校）　中学校（普通学級・特別支援学級・特別支援学校）　高校（(普通学級)・特別支援学校）　その他	ウ 職歴：会社員

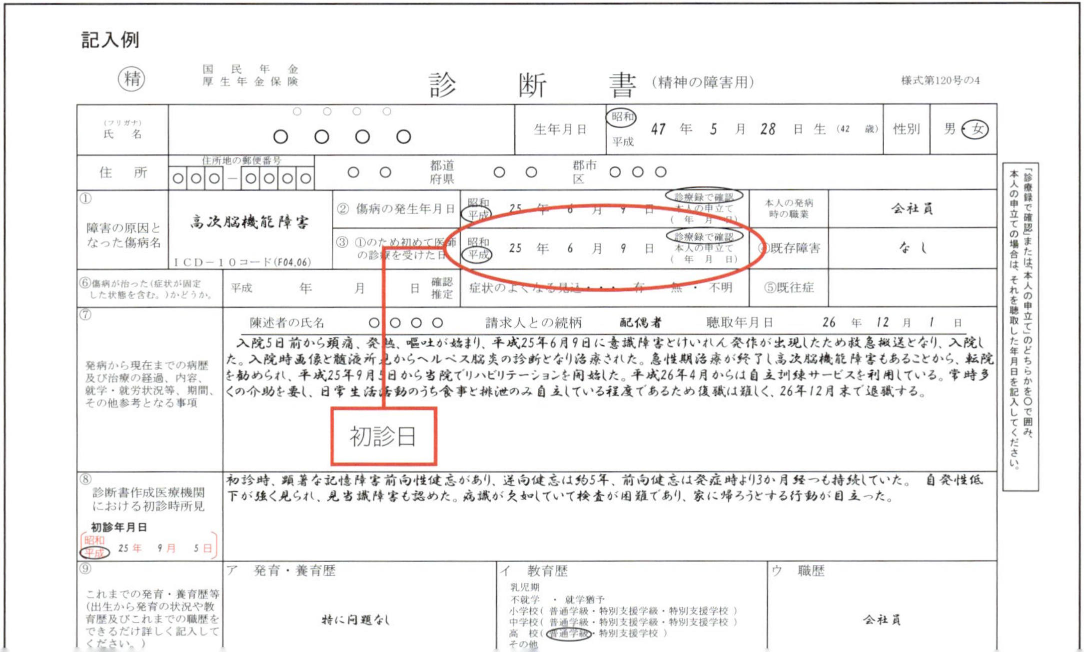

断書の記入例は図表2-4のとおりです。

（お願い）太文字の欄は、記入漏れがないように記入してください。

エ　治療歴（書ききれない場合は⑬「備考」欄に記入してください。）（※　同一医療機関の入院・外来は分けて記入してください。）

医療機関名	治療期間	入院・外来	病名	主な療法	転帰（軽快・悪化・不変）
○○総合病院	25年 6月～ 25年 9月	(入院)・外来	ヘルペス脳炎	薬物療法	軽快
○○リハビリテーション病院	25年 9月～ 25年12月	(入院)・外来	ヘルペス脳炎、高次脳機能障害	薬物療法、リハビリ	軽快
○○リハビリテーション病院	25年12月～ 26年 3月	入院・(外来)	ヘルペス脳炎、高次脳機能障害	薬物療法、リハビリ	不変
	年 月～ 年 月	入院・外来			
	年 月～ 年 月	入院・外来			

⑩　障害の状態　（平成 27 年 1 月 30 日 現症）

ア　現在の病状又は状態像（該当のローマ数字、英数字を○で囲んでください。）

前回の診断書の記載時との比較（前回の診断書を作成している場合は記入してください。）
1 変化なし　2 改善している　3 悪化している　4 不明

Ⅰ 抑うつ状態
1 思考・運動制止　2 刺激性、興奮　3 憂うつ気分
4 自殺企図　5 希死念慮
6 その他（　）

Ⅱ そう状態
1 行為心迫　2 多弁・多動　3 気分（感情）の異常な高揚・刺激性
4 観念奔逸　5 易怒性・被刺激性亢進　6 誇大妄想
7 その他（　）

Ⅲ 幻覚妄想状態 等
1 幻覚　2 妄想　3 させられ体験　4 思考形式の障害
5 著しい奇異な行為　6 その他（　）

Ⅳ 精神運動興奮状態及び昏迷の状態
1 興奮　2 昏迷　3 拒絶・拒食　4 滅裂思考
5 衝動行為　6 自傷　7 無動・無反応
8 その他（　）

Ⅴ 統合失調症等残遺状態
1 自閉　2 感情の平板化　3 意欲の減退
4 その他（　）

Ⅵ 意識障害・てんかん
1 意識混濁　2 （夜間）せん妄　3 もうろう　4 錯乱
5 てんかん発作　6 不機嫌症　7 その他（　）
・てんかん発作の状態　※発作のタイプは記入上の注意参照
1 てんかん発作のタイプ　（ A ・ B ・ C ・ D ）
2 てんかん発作の頻度（年間　回、月平均　回、週平均　回 程度）

Ⅶ 知能障害等
1 知的障害　ア 軽度　イ 中等度　ウ 重度　エ 最重度
2 認知症　ア 軽度　イ 中等度　ウ 重度　エ 最重度
3 高次脳機能障害
ア 失行　イ 失認
(ウ) 記憶障害　(エ) 注意障害　(オ) 遂行機能障害　カ 社会的行動障害
4 学習障害　ア 読み　イ 書き　ウ 計算　エ その他（　）
5 その他（　）

Ⅷ 発達障害関連症状
1 相互的な社会関係の質的障害　2 言語コミュニケーションの障害
3 限定した常同的で反復的な関心と行動　4 その他（　）

Ⅸ 人格変化
1 欠陥状態　2 無関心　3 無為
4 その他症状等（　）

Ⅹ 乱用、依存等（薬物等名：　）
1 乱用　2 依存

Ⅺ その他〔　〕

イ　左記の状態について、その程度・症状・処方薬等を具体的に記載してください。

前景に立つのは前向性の記憶障害であり、5分程度以前のことは思い出すことができない状態が続いている。当初は見当識障害が認められたが、その程度は改善している。
自発性低下は入院時より改善しているもののかなり重度で、検査上で確認できる遂行機能障害とあいまって日常生活でも家族に促されないとできないことが頻繁に生じる。

- 本例は、初診日が「平成25年6月9日」であるので、障害認定日は、1年6月後の「平成26年12月9日」となる。この診断書の障害の状態は、平成27年1月30日現症のもので、障害認定日から3月以内の診断書であるので、障害認定日の障害の状態はこれで確認できる
- ⑩障害の状態アⅦ3「高次脳機能障害」のうち、該当する症状を○で囲む。他にも該当するものがあれば選ぶ
- 診断書は、原則、精神保健指定医または精神科を標榜（ひょうぼう）する医師が記入する。ただし、高次脳機能障害など診療科が多岐に分かれている疾患について、小児科、脳神経外科、神経内科、リハビリテーション科、老年科などを専門とする医師が主治医となっている場合、これらの科の医師であっても、精神・神経障害の診断または治療に従事している医師であれば記入ができる。

本人の障害の程度及び状態に無関係な欄には記入する必要はありません。（無関係な欄は、斜線により抹消してください。）

（お願い）臨床所見等は、診療録に基づいてわかる範囲で記入してください。

▼図表2-4 診断書の記入例(つづき)

ウ 日常生活の状況
1 家族及び社会生活についての具体的な状況
 (ア) 現在の生活環境 (該当するもの一つを○で囲んでください。)
  入院 ・ 入所 (施設名　　　　　　　) ・ (自宅) ・ その他 (　　　　)
  同居者の有無 (有 ・ 無)

 (イ) 全般的状況 (家族及び家族以外の者との対人関係について)
  具体的に記入してください。
  [家族との生活は可能であるが、家族の中年者がいないと生活中で
   ないことが多く、そこで感情を伴います。]

2 日常生活能力の判定 (該当するものにチェックしてください)
  (判断にあたっては、単身で生活するとしたら可能かどうかで判断してください)

(1) 適切な食事——バランスよく食事をとる等、適当量を摂取する等ができる。
  ☑ できる
  □ 自発的にできるが時に助言や指導を必要とする
  □ 自発的かつ適当にできない、あるいはできないため助言や指導を必要とする
  □ 助言や指導をしてもできない若しくは行わない

(2) 身辺の清潔保持——洗面、洗髪、入浴等の身体の衛生保持や着替え等ができる。また、自室の清掃や片付けができる等。
  □ できる
  ☑ 自発的にできるが時に助言や指導を必要とする
  □ 自発的かつ適当にできない、あるいはできないため助言や指導を必要とする
  □ 助言や指導をしてもできない若しくは行わない

(3) 金銭管理と買い物——金銭を独力で適切に管理し、やりくりがほぼできる。また、一人で買い物が可能であり、計画的な買い物がほぼできる等。
  □ できる
  □ 自発的にできるが時に助言や指導を必要とする
  ☑ 自発的かつ適当にできない、あるいはできないため助言や指導を必要とする
  □ 助言や指導をしてもできない若しくは行わない

(4) 通院と服薬 (要・不要)——規則的に通院や服薬を行い、病状等を主治医に伝えることができる等。
  □ できる
  □ 自発的にできるが時に助言や指導を必要とする
  ☑ 自発的かつ適当にできない、あるいはできないため助言や指導を必要とする
  □ 助言や指導をしてもできない若しくは行わない

(5) 他人との意思伝達及び対人関係——他人の話を聞く、自分の意思を相手に伝える、集団的行動が行える等。
  □ できる
  □ 自発的にできるが時に助言や指導を必要とする
  ☑ 自発的かつ適当にできない、あるいはできないため助言や指導を必要とする
  □ 助言や指導をしてもできない若しくは行わない

(6) 身辺の安全保持及び危機対応——事故等の危険から身を守る能力がある、通常と異なる事態となった時に他人に援助を求めるなどを含めて、適切に対応することができる等。
  □ おおむねできるが時に助言や指導を必要とする
  □ 助言や指導があればできる
  ☑ 助言や指導をしてもできない又は行わない

3 日常生活能力の程度 (該当するもの一つを○で囲んでください。)
  ※日常生活能力の程度を記載する際には、状態をより正確に記述できる
  (精神障害)又は(知的障害)のどちらかを使用してください。

(精神障害)
(1) 精神障害(病的体験・残遺状態・認知障害・人格変化等)を認める
  が、社会生活は普通にできる。

(2) 精神障害を認め、家庭内での日常生活は普通にできるが、社会
  生活には、援助が必要である。
  (たとえば、習慣化した外出はできるが、家族等の援助がないと
  でかけず、社会生活ではあまり適切な行動がとれないような場合など。)

(3) 精神障害を認め、家庭内での単純な日常生活はできるが、時に
  応じて援助が必要である。
  (たとえば、 通院・服薬を必要とし、 デイケア、 作業所などに参加するなど。金銭管理が困難な場合など。)

④ 精神障害を認め、日常生活における身のまわりのことも、多くの援助が必要である。
  (たとえば、 習慣化した外出も 一人でできない、 自発的な発言が少ない、 発言内容が不適切であったり不明瞭であったりする、 金銭管理ができない場合など。)

(5) 精神障害を認め、身のまわりのこともほとんどできないため、常時の援助が必要である。

(知的障害)
(1) 知的障害を認めるが、社会生活は普通にできる。

(2) 知的障害を認め、家庭内での日常生活は普通にできるが、社会生活には、援助が必要である。
  (たとえば、 習慣化した外出は一人でできる。 会話も普通にできるが、 読み書き、 計算では援助を必要とする程度)

(3) 知的障害を認め、家庭内での単純な日常生活はできるが、時に応じて援助が必要である。
  (たとえば、ごく簡単な買い物ならできる。 身辺生活についてもおおむね一人でできる程度)

(4) 知的障害を認め、日常生活における身のまわりのことも、多くの援助が必要である。
  (たとえば、 簡単な買い物は困難で介助を必要とする。 ごく簡単な文章を理解することは困難であるが、 具体的な事柄については理解し、 身辺生活は見守り等があればできる程度)

発症・受傷から診断、退院、社会生活まで chapter 2

(7) 社会性 一般での介護の担い入れや公共輸送機等の利用者が一人ではできないため、必要な手続きが行えるなど。常時の援助が必要である。
□ できる　□ おおむねできる時々助言や指導を必要とする
□ 助言や指導があればできる　□ 助言や指導をしてもできない若しくは行わない

(5) 知的障害者を認め、身のまわりのこともほとんどできないため、常時の援助が必要である。
（たとえば、文字や数の理解がほとんどなく、簡単な手伝いもできない、言葉による意思の疎通がほとんど不可能で、身辺生活の処理も一人ではできない程度）

エ 現症時の就労状況
・勤務先　・一般企業　・就労支援施設　・その他（　退職　）
・雇用体系　・障害者雇用　・一般雇用　・自営　・その他
・勤続年数（　年　ヶ月）・仕事の頻度（週に・月に　　日）
・ひと月の給与（　　円程度）
・仕事の内容
・仕事場での援助の状況や意思疎通の状況

オ 身体所見（神経学的所見を含む）
特になし

カ 臨床検査（心理テスト・認知検査、知的障害の場合は、知能指数、精神年齢を含む）
WMS-R:遅延再生 50点以下、注意集中力 92 WAIS-Ⅲ:IQ 88、BADS:年齢補正標準化得点 78 R.BMT:5

キ 福祉サービスの利用状況（障害者自立支援法に規定する自立訓練、共同生活援助、共同生活介護、在宅介護、その他障害福祉サービス等）
自立訓練利用中

⑪ 現症時の日常生活動能力及び労働能力
（必ず記入してください）
平時多くの介助を要し、からうじて日常生活活動のうち食事、排泄は自立しているが、労働能力はない。

⑫ 予後
（必ず記入してください）
予後は不良

⑬ 備考

上記のとおり、診断します。　平成 27年 1月 30日

病院又は診療所の名称　○○リハビリテーション病院　診療担当科名　精神科
所在地　○○市○○町　医師氏名　○○○○　印

2 発症・受傷から社会生活へ

① 高次脳機能障害の発症

▶ 発症日の定義

　高次脳機能障害の発症日は、原因が病気であれば**病気の発症日**、ケガであれば**ケガをした受傷日**となります。何か月や何年も経って発症したということはあり得ません。このことは重度の場合では当たり前のように思えますが、軽度の場合にはそうでないように見えることもあります。入院中は看護師に日常生活全般の支援を受けていたので症状が目立たなかっただけで、自宅に戻ってはじめてトラブルが顕在化することがあります。もっと軽度であれば自宅でも目立たなかったものが、職場で顕在化することもあります。そのような場合でも高次脳機能障害の発症日は、病気を発症した日、ケガをした日となります。

　また、家庭でトラブル続きであった人が再び入院することで、すっと症状が消えることは珍しくなく、それでも完治したとはいえません。要するに環境次第で症状が目立ったり、目立たなくなったりすることは、高次脳機能障害ではよくあることです。

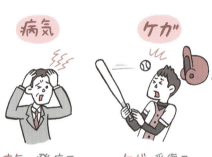

病気の発症日　　ケガの受傷日

▶ 社会生活の復帰にむけたリハビリテーション

　そこで、医療機関のリハビリテーションは記憶障害あるいは注意障害といった機能障害レベルにむけた訓練が中心になり、顕在化していない社会的行動障害にむけた訓練は必ずしも対象となりません。

　家庭生活や社会生活に戻って社会的行動障害に属するさまざまな困難に遭遇して、それらの改善のために訓練を考えるのであれば、医療機関ではなく障害者支援施設であらためて生活訓練や職能訓練（就労移行支援）を受けることが適切です。

医療機関のリハビリテーション

▶ 認知リハビリテーションの3段階の原理

　脳血管障害（脳卒中）などの病気が発症したり、頭部外傷などのケガを受傷した場合、まずは医療機関による急性期医療が行われます。そして、急性期医療に続いて意識障害が見られなくなった頃から、本格的に**医学的リハビリテーション**がはじまります。医学的リハビリテーションは、主として**回復期リハビリテーション病院**が現場となります。

　近年では高次脳機能障害にむけた医学的リハビリテーションを**認知リハビリテーション**と呼ぶことが多くなっています。その理由の一つとして、高次脳機能障害や認知症をまとめて**認知障害**としていることにあります。認知障害はむしろ欧米で一般的に使用される用語で、「自分を取り巻く外界をよく知り、それに基づいて行動するという一連の脳の働きに障害があること」を意味します。そのような認知リハビリテーションの原理をプリガターノ（G,P,Prigatano）は、①回復メカニ

ズムに基づいた認知訓練、②残存能力を用いた認知訓練、③環境調整の3段階に分けています。

❶回復メカニズムに基づいた認知訓練

第一は**回復メカニズムに基づいた認知訓練（再生、可塑性に基づく訓練）** で、機能の回復を目指します。できないことをできるようにする訓練で、運動麻痺でいえば、訓練を繰り返すことで筋力そのものを強くし、歩けるようにすることに相当します。

❷残存能力を用いた認知訓練

第二は**残存能力を用いた認知訓練**で、残った能力を探して、その能力により生活が自立できるようにすることです。運動麻痺でいえば、利き手としての右手が使えなくなったら左手で食事をしたり、文章を作成したりできるようにすることです。このような作業療法士を中心とした訓練は、近年目覚ましい進歩を遂げています。

❸環境調整

第三は**環境調整**で、高次脳機能障害のある人の行動を周囲が受け入れられるようにすることです。周囲とは、人や社会の仕組み、建物など多様です。たとえば半身麻痺で歩けなくなった人でいえば、その人が車いすを使えばどこかに出かけられるとすれば、道路の段差をなくしてバリアフリーの状態にしたり、交通機関の職員に手助けしてもらえるようにすることが、環境調整になります。同じように高次脳機能障害では環境調整はとても大事な要件であり、人間関係の調整のように心のバリアフリーが常に視野に入ります。一層周囲にこれが苦手だということを知ってもらう必要があります。

認知リハビリテーションの有効性

　chapter 1-4の高次脳機能障害の経過で述べたように、記憶障害や注意障害のように神経心理学的検査で評価できるような個々の障害（機能障害）は、概ね1年以内によくなるものはよくなり、1年を過ぎてからもゆっくりよくなっていくものもありますが多くは望めません。したがって、最初の1年以内に回復メカニズムに基づいた認知訓練と残存能力を用いた認知訓練を集中して実施する必要があり、場所は病院をはじめとする医療機関で行います。

　そのような認知リハビリテーションが、どのくらい有効であるかということは誰もが知りたいところです。医療機関の臨床現場でリハビリテーションに携わる者としては当然自らの治療成績について統計を取りたいところですが、有効性を実証するのは意外にも大きな困難があります。なぜなら発症から1年以内では自然回復の傾向が強く、とりわけ最初の6か月はその傾向が顕著であるからです。訓練者自身にはどこまでが自然経過でどこまでが訓練の成果であるか直感では判断できず、大掛かりな計画と詳細な統計によってはじめてその有効性が確認できます。

　そればかりでなく、本当に知りたいことは神経心理学的検査の数字の向上ではなく、訓練によって社会適応能力が向上したかどうかです。これを**訓練成果の般化**といいます。知能テストを毎日やっていれば、テストの成績は間違いなく上がります。しかし、それで社会適応能力が向上するかどうかが知りたいところです。実は医療機関の専門職は患者（本人）の日常生活がどのようなものであるか、実際に見て確認できないので、ADL（activities of daily living；日常生活動作）やIADL（instrumental activities of daily living；手段的日常生活動作）を評価する評価票を用いる必要があります。そして退院後外来に通うよ

うであれば、長期間の追跡評価をすることではじめて訓練の有効性について本当のことを知るようになります。

　日本国内でのこのような研究成果を求めることは容易ではありませんが、海外に目をむければ欧米のインターネットには認知リハビリテーションがどのくらいのエビデンスレベルを伴って効果を出すものか詳述されていて、参照することができます。結論としては総じて医療機関での訓練は有効であると評価されています。

　しかし、医療機関やリハビリテーション専門機関における訓練の有効性は訓練前と訓練終了から間もない時期での比較であることが多く、長期の追跡調査ではありません。それゆえに、障害者支援施設で働く人から、記憶障害や注意障害がよくなっていないにもかかわらず、発症から何年も経って急速に社会適応力を身につける人は少なくないという意見は貴重です。知能は変わらなくても上手に生きていく術を身につけているということでしょうか。健康な人でも社会適応力を身につけるには何年もかかることがあるので、適応とは本質的にそのようなものかもしれません。

認知リハビリテーション以外の治療

　最後に医療機関で実施できることは認知リハビリテーションだけではありません。何よりもまず、高次脳機能障害のある人は、高次脳機能障害だけが障害ではないことを知らなければなりません。片麻痺や運動失調といった運動障害、あるいは眼や耳などの感覚器を一緒に損傷したという症例は、高次脳機能障害のある人の6割程度になります。たとえば車いすを使う高次脳機能障害のある人には、施設のハード面での対応も必要になります。そして、高次脳機能障害だけでなく、そのような障害に対するリハビリテーションも当然必要になります。

また、医療機関のみで実施できることとして、**薬剤治療**があげられます。高次脳機能障害のある人では常に考慮しなければならない症状の一つとして、**てんかん発作**があります。てんかん発作は脳の損傷で生じ、発作がある場合、多くは適切な薬剤投与で止められます。しかし服薬を止めると再発作につながるので、慎重に対処する必要があります。

また、あまりに妄想や興奮が強くて、家庭や職場での人間関係を壊してしまうような場合、専門医による薬剤投与が必要になります。うつ状態やアパシーと呼ばれる無欲状態についても薬剤投与は考慮されますが、これは専門性の高い治療法となっています。

③ 医療機関以後のリハビリテーション

▶ 日常生活の自立と就労への移行を目指した訓練

医療機関で行われる認知リハビリテーションについては、プリガターノの考え方を紹介しましたが、わが国で法令に基づいた施設体系や保険制度の中で行われているリハビリテーションは基本的に厚生労働省が行った**高次脳機能障害支援モデル事業**で作成された**高次脳機能障害標準的訓練プログラム**を基本にして組み立てられています。

高次脳機能障害標準的訓練プログラムは、図表2-5のとおり、①**医学的リハビリテーション**、②**生活訓練**、③**職能訓練(就労移行支援を含む)**の3部から構成されています。①医学的リハビリテーションは医療機関で、②生活訓練と③職能訓練は医療機関を離れてから実施され、それぞれ日常生活の自立と就労への移行を目指します。

病気またはケガの発症から高次脳機能障害の診断、認知リハビリテー

ションの実施を経て就労のための訓練までの包括的リハビリテーションが居住地で完結できれば理想的ですが、すべての地域でそのように実施できるとは限りません。場合によっては居住地を遠く離れて訓練を受けなければならないという問題点が随所にみられます。それゆえどの地域にもある障害者支援施設が高次脳機能障害者の生活訓練や職能訓練にあたることができれば、便利このうえありません。

▼図表2-5 高次脳機能障害のリハビリテーション

高次脳機能障害標準的訓練プログラム

| ❶認知リハビリテーション(回復期リハビリテーション病院) | ❷生活訓練(障害者支援施設) | ❸職能訓練(障害者支援施設) | 職業リハビリテーション(障害者職業リハビリテーションセンターなど) |

＊障害程度に応じて先に進み、中途で目標を達成することもある

生活訓練

　高次脳機能障害のある人に対する**生活訓練**は、回復期リハビリテーション病院での認知リハビリテーションが主として記憶障害、注意障害、遂行機能障害などの機能障害の改善に視点がおかれているのに対して、入院生活を終えてなお残っている生活のうえでできないことに視点を移し、家庭での日常生活や社会活動に必要な能力を高め、社会生活への適応を図ることが目標となります。そのために本人に対する直接的訓練だけでなく、環境調整や家族などに対する支援など生活全般における幅広い対応を図り、個々の訓練内容を生活全体のなかで相互に関連づけながら実施します。起床、就寝に関する訓練や支援が必

要な場合では、24時間を通じてのかかわりが必要となることもあり、障害者支援施設が医療機関などと連携して実施することもあります。障害者支援施設の支援員が適切にこのような訓練ができるようになるためには年季が求められ、それが実行できるようになればそのスタッフはいうまでもなく専門家と呼べます。

　高次脳機能障害のある人の生活訓練は障害の重症度や合併する障害によって、方法も異なれば、求めるゴールも異なります。比較的軽度で、訓練効果も目に見えて上がり、早期に生活の自立ができるようであれば、復職・就職にむけた訓練に移ることができます。一方、中等度より重く、一般就労を目指すことが困難な人でも、何かができるようになり、何かを目指すことができるので、本人の未来は支援員のよく整理された経験に基づいて判断されるのが一般的です。それゆえそのような支援員は専門家と呼ばれるのです。

職能訓練

　生活訓練が適切に実施された後、あるいはその途中の段階で、適切な職務を選択し、就労のための環境を調整するために**職能訓練(就労移行支援を含む)**が実施されます。

　職務を遂行するには正確性や速度、判断力などが家庭生活より格段に高く要求されることから、高次脳機能障害のある人にとって困難の連続となりやすいです。そればかりか家族ではない他人を相手にすることから、言動を含めて対人関係を良好に保つことは一層の重みをもちます。そこで障害特性と業務のもつ特性を深く吟味しながら、職業生活をシミュレーションできる環境(たとえば就業規則、職制、業務などを設定した模擬的な職場など)を設定し、そこでの準備訓練を十分に実施することが大切です。

一般就労が可能な人は職能訓練の後に地域障害者職業センターなどで本格的な職業訓練である**職業リハビリテーション**を受けることができます(図表2-5)。

職種の検討

　高次脳機能障害のある人にむいている職種は何かという問いかけは多くの人からされますが、大きな関心事であることは間違いありません。できそうな職種とできそうにない職種がぼんやりとあることは事実ですが、何よりも高次脳機能障害のある人として働く場所がその地域にあるかどうかは、もっと決定的なことです。幸いに地域での就労支援は、相談支援体制が整備されるにしたがって経験が蓄積され、働く環境についても急速に充実してきたといえます。地域支援拠点機関を中心にしたそれぞれの地域支援ネットワークに乗ることが大切であり、引きこもってしまうと展望がなくなります。

3 生活訓練と職業訓練

① 生活訓練でできること

▶ 支援者に求められる機会の提供

　前述のとおり、**生活訓練**は認知リハビリテーションが終了した後に重点的に実施されますが、実際には高次脳機能障害のある人が回復期病棟にいる間に始まっていて、看護師はこの局面で大きな役割を果たします。病棟という必ずしも家庭や職場とは異なる生活空間ではあっても、注意深く観察すれば日常生活において障害のために支障をきたしていることはたくさんあり、それを記録しておいて退院後の生活訓練に役立てることはとても有益です。

　また、病院のスタッフならではの情報収集力で得られた家族背景・生育歴・住環境・経済状況などの重要事項を活用することは、以後の生活訓練とりわけ環境調整に役立ちます。一方、神経心理学的検査は医療機関を離れるとなかなか実施することはできないので、その結果を障害者支援施設に申し送ることも大事です。

　ここで1点気に留めておく必要があるのは、家族の障害の受け止め方は時期によって違いがあるということです。医療機関にいる間、家族は本人が元通りになることを願っているのは当然です。もちろんずっとそう思い続けますが、特に医療機関にいる間は後遺症の説明に実感が湧かないのも無理はありません。したがって説明する側に求められるのは、せっかちに理解を強要することではなく、いつでも相談に来

ていいですよという**機会の提供**です。

生活訓練のステップ

　障害者支援施設に移行したら、**障害者ケアマネジメント**の手法に従って評価されますが、まずは高次脳機能障害についての本人の自己評価と第三者の客観的評価にギャップがあることを知る必要があります。このギャップは病識欠如によることもあれば、回復への楽観的期待によることもあります。そこで訓練の目標設定にあたっては、家族にできることとできないことがあることをよく説明し、そのうえで家族の希望と本人の思っていることを支援員の評価と現実的にすり合わせる必要があります。

　具体的な生活訓練の開始点は重症度によって異なりますが、概ね図表2-6のような項目が順序立てて実施されます。なお、評価のうえで最初からできることは省略して差し支えありません。

▼図表2-6　生活訓練のステップ

❶生活リズムの確立	❷生活管理能力の向上	❸社会生活技能の向上	❹対人技能の向上	❺病識欠如の解消と現実検討	❻生活設計と家族支援

＊評価のうえで、はじめからできることは省略

①生活リズムの確立

　高次脳機能障害のある人は発動性、意欲の低下などから遂行機能障害まで、さまざまな理由で自ら日課を組み立てて生活することに困難があります。生活のリズムが自身で作れないと将来の就労に差し支え

るだけでなく、家庭も含めた集団での生活すべてに問題が生じ、対人関係を悪くします。このような人に対しては、規則正しい生活習慣を身につけたり、日中の活動性を高めるために、**生活リズムの確立**をする必要があります。生活リズムの確立をするためには、以下のような働きかけをします。

---

❶ 1日の予定や週間スケジュールをわかりやすく作ってあげる
❷ 活動性を高めるための作業を用意する。ただし、その人に適した活動の量や内容を見極めてスケジュールを組む
❸ 施設の入所または通所で、家庭から離れて作業する機会を作る

---

②生活管理能力の向上

●スケジュール管理

　生活リズムが整ってきたら、日課を自分で管理できるように**スケジュール表**や**メモリーノート**などの活用を練習します。スマートフォンを普通に使っている世代であれば、**スマートフォン**や**タブレット**でスケジュール管理ができます。

　また、集団で朝礼時のスケジュール確認や終業時の1日の反省を繰り返すことを通じて、自身のスケジュール管理能力の向上もできます。

　生活管理能力には服薬や受診などの管理も含まれ、スケジュール表やチェック表を工夫して使用します。この点では軽度認知症者むけの薬ボックスをはじめとしたツールが有効なことがあります。

●金銭管理

　金銭管理は難しい問題です。病識欠如があると、大きな借金を作ってしまったり、とんでもない使い方をしたりして、特に署名や捺印を必要とする時には、常に周囲が気をつける必要があります。

　そこで家族の了解のもとに、少額の小遣いの範囲内で金銭を管理す

る練習を始めることもあります。チェック表の代わりに小遣い帳を使用しますが、電子手帳機能の活用もできます。

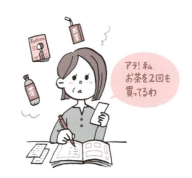

③社会生活技能の向上

　社会生活技能は通常の家庭内や外出に伴う基本的な技能で、一人で料理したり、風呂を利用したりできるかどうかということから、買い物や交通機関の利用ができるかなどを確認し、その評価に基づいて「できないこと」を訓練します。

　ここで大切なことは、高次脳機能障害のある人の6割程度が運動麻痺や感覚器の損傷といった**身体障害**を併せもっていることを知り、これらを同時に解決していきます。

　訓練は実際場面で評価と訓練を繰り返す必要があり、何ができて何ができないかを克明にメモしておくことが大切です。前述の注意障害の症状の例でもあげたように（16頁）、バスの行き先の表示が「〇〇駅行き」「〇〇市役所行き」「〇〇車庫行き」と似たような名前が並ぶことで混乱することがしばしばあり、これを脳科学でどのように説明するかということに気を取られて、その分析からどう対処するかを忘れては、本当のサービスにつながりません。

　また、趣味や好きな文化活動があれば、それらの集まりを活用して社会活動の訓練にすることは意義があり、積極的な利用が望まれます。

④対人技能の向上

　高次脳機能障害のある人が社会生活でつまずく原因として、**対人技能拙劣**（せつれつ）は大きな比重を占めています。生活訓練を他人のいるところで実施する意義は、**対人技能の向上**のためにあるといっても差し支えありません。

　対人技能の向上にむけた訓練を通じて集団で何かをすることが困難であるから、作業の時には集団から離れて一人にしたほうがよいという判断もはじめて下すことができます。まずは十分に集団生活を経験させ、どの時点でトラブルになるのか丁寧に評価することになります。もちろん、集団の構成にあたっては慎重にメンバーを選ぶことはいうまでもありません。また、性的逸脱行為を伴う場合には性的トラブルが生じないようにすることにも配慮が必要です。

　そして、訓練場面や集団生活の中で何かトラブルが生じた時には、本人に対して問題がおきた事実をその場で説明するとともに、行動の修正や望ましい行動がどのようであるかをリアルタイムで**フィードバック**することが大切です。

⑤病識欠如の解消と現実検討

　病識欠如の程度は人によってさまざまですが、高次脳機能障害では自分は何ができて、何ができないかという見極めが著しく困難です。これらの解消は生活のさまざまな場面を実際に体験してもらい、自分というものを改めて認識してもらうということを、辛抱強く繰り返すことが結果として**病識欠如の解消**への早道になります。

　対人技能の向上にむけた訓練と同じように、実際の体験を通じて、うまくできなかったことや失敗してしまったことについて、どのよう

にしたらよかったのか、指導員からリアルタイムでフィードバックすることが大切です。

　また、将来の生活環境や職場がある程度想定できるような人であれば、そのような模擬環境を設定したり、実際にそのような環境で生活体験をして、**現実検討**することもできます。

　これらの結果を家族やキーパーソンになる人に伝えることで、本人に何ができて何ができないかを知ってもらうことを忘れてはなりません。

⑥生活設計と家族支援

●生活設計にむけた訓練

　生活訓練は、食事を作って食べることから洗濯まで誰にでも共通した事項から、どのスーパーに行ったり、どのバスに乗ったらよいのかなど、個々人で非常に異なる事情を伴う事項もあります。実際には食事を作る台所のしつらえや洗濯機の機種まで考慮すれば、どれも個人ごとに異なるのは当たり前です。しかし、ガスレンジや洗濯機の操作であれば家族にとっても想像の範囲内であり、うまく使えない場合にはそれ相応の対応ができます。

　生活訓練が始まり時間が経つに連れて、本人のみならず家族にとっても現実の認識が深まっていき、ある程度はできることとできないことが区別できるようになります。それでも未来のこととなると家族には想像がつかず、いつかはできるようになるかもしれない、元通りになるかもしれないと思うのが一般的です。そこで、できないことをできないこととしてきちんとふまえて、どのような生活であれば実現できるかを本人と家族に提示し、その**生活設計**とそれにむけた訓練を展開するのが、**支援員の役割**となります。

● 生活設計を実現するための家族支援

 そればかりではなく、生活設計を実現するためには周囲が受け入れてくれることも必要になるため、**環境調整**は支援員の大事な業務となります。さらには経過が長くなるに連れて、家族の本人に対する理解が深まる一方で、対応に疲れてくるのも事実です。家庭破壊につながったり、離婚することも少なくありません。したがって家族が疲れないような生活設計をし、**家族支援**をすることも大切な視点となります。それは必ずしも家族が口頭で希望する内容とは一致しないかもしれませんが、時には心を鬼にして言わなければならないこともあります。家族支援とは家族の主情的な希望をすべて叶えることではなく、現実に実行できることにむけた支援のことです。

● 燃え尽きを防ぐために

 このように支援員の役割は大きく、重い課題を独力で解決しようとすれば困難が大きすぎて、燃え尽きてしまうのも当たり前です。そこで**ケース会議**のような複数の専門職が集まって相談したうえで対応を決定したり、地域で**支援者会議**のような支援員同士の集まりをもち、当事者の匿名性を十分保ったうえで対応を議論することは、支援内容の充実を図るばかりでなく、支援員の燃え尽きを防ぐ意味でも重要です。

 このように述べても、実際にやってみたらできたとか、想像以上にうまくいったという事例も多く、何もかもが悲観的というわけではありません。そのために必要なことは、常に記録を

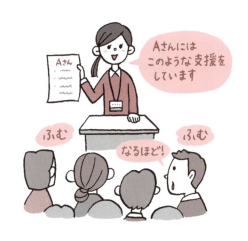

きちんと残し、評価(アセスメント)の対象にできるようにしておくことです。ケース会議や支援者会議で使用する資料作りは、そのよいきっかけになるでしょう。それを積み重ねることで、個人がもつ特性や問題点が社会参加を視野に入れた生活力向上を目指す介入方法の選択とどのような関連にあるのかが明確になるはずです。

　すなわち、日常生活能力・社会活動能力・労働能力などの**社会生活困難度(社会生活能力)**が、訓練介入の前と後でどのように改善されたか、何がよかったのかということがわかります。加えて、それらの記録は福祉施設を利用した本人や家族などにも説得力をもって訓練の意義を説明することにもつながります。このようにして社会生活困難度の改善を達成することを**科学的な実践**といいます。

 ## 職能訓練でできること

--------▶ 職能訓練の位置づけ

　生活訓練、職能訓練を実施した後、**職業リハビリテーション**を行います。職業リハビリテーションは、**障害者職業センター**や障害者に特化した**職能開発校**で、明確に職業に就けると評価された人がある職種を意識して訓練を受けます。そのため障害者支援施設でできることは、職場という場所で必要になる**職能訓練**になります。職能訓練にはもちろん**就労移行支援**や**就労継続支援**も含まれますが、ここでは新規に職場に出ることを想定して述べていきます。

　先に大事なことを一つ触れておきます。職業に就くことを目指すといえば一言ですが、実際には職場復帰あるいは前の会社ではないけどもう一度職に就くという場合(復職)と、はじめて職業に就くとい

う場合(新規就労)があります。とりわけ学生時代に高次脳機能障害をもつことになった人にとっては、それまでに一度も職場を経験したことがないことから、全く新規のことを身につける訓練であるということを支援者は知っておく必要があります。

職能訓練をはじめるために

　企業などに働くことを一般就労といいます。一方、障害があって福祉サービスを利用しながら働くことを福祉的就労といいます。その福祉サービスの一つに職能訓練があります。

　職能訓練をはじめるにあたって、まずは直接**一般就労**が可能か、むしろ当初は**福祉的就労**を目指したほうがよいか判断しなければなりません。最初から一般就労ができるレベルであれば、できることとできないことをきちんと評価して、それを会社や就労支援に携わる人に伝えることが、支援員の主な業務になります。

　一方で、まずは福祉的就労を考えるという人たちが抱える課題には、定型的な問題点があります。本人は記憶障害や注意障害といった高次脳機能障害の症状が重いということはいうまでもありません。それ以外に、病識欠如により本人が希望する職種と現実的に就労可能な職種とに著しいギャップがある場合も該当します。さらには社会的行動障害が目立ち、なかでも対人関係をうまく保てなくて、トラブルばかりの場合も、最初から一般就労を目指すことには困難があります。

そこで福祉的就労を前提に職能訓練を実施する場合、本人自身が高次脳機能障害に注目し、自分に何ができ何ができないかを理解し、職能訓練の必要性を理解できるようにすることが、最初のそして最後まで続く大きな課題となります。

職能訓練のステップ

高次脳機能障害のある人の職業準備訓練といえば特別な工作機械を使用したりパソコンで表計算を難なく行えるようにすることを想像する人も多いと思いますが、施設における職能訓練は、別の言い方をすれば**職場を意識した生活訓練**で、前述の生活訓練と類似する点が多くあります。

職業訓練の実施にあたっては、図表2-7のように基本的な事項を順番にたどります。

▼図表2-7　職業訓練のステップ

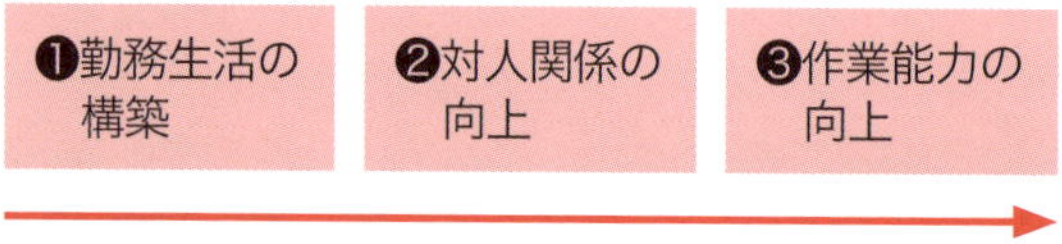

❶勤務生活の構築　→　❷対人関係の向上　→　❸作業能力の向上

❶勤務生活の構築

職業に就くということは実際に仕事をすることもさることながら、1週間を仕事日と休日に分け、仕事日には何時に出かけ、そのためにどのような準備をしておくかといった、生活習慣を身につける必要があります。そこで家庭での生活も、就労を前提とした日々の暮らしに変貌させ、**勤務生活の構築**をする必要があります。

もし近いうちに職場に出ることを考えるのであれば疑似設定をして、週間スケジュールや交通機関の利用、服薬管理などこまごまとしたす

べての事柄を練習しておく必要があります。

　なかには仕事はそこそこできてもきちんと職場に通うことに不安がある人もいますが、**勤務生活の習慣化**を無視して就労は成り立ちません。勤務生活の構築を基礎にしたうえで勤務能力を高める訓練をします。

❷対人関係の向上

　職場は家庭とは異なる人間関係で成り立っており、対人関係をよくして自らがそこで長時間過ごすことができるような適応能力をつけねばなりません。以前に働いたことがある人であれば職場がどのようなところか想像がつきますが、それまで学生ではじめて職場に出るというような場合には慎重に訓練を実施する必要があります。挨拶すら十分にできないことも多く、「おはようございます」から「お疲れさまでした」まで、適切な場面で適切な言葉を用いて述べることができるか確認します。

　高次脳機能障害の症状の社会的行動障害のうち、感情・欲求のコントロール低下が目立つようであれば、些細な出来事によって、他人といざこざを生じることがあり、ケンカになることも珍しくありません。そのため福祉施設のスタッフや利用者同士と模擬職場を作り、簡単な作業を繰り返しながら対人関係を評価します。いざこざが生じればその場面を克明に記録して、当事者にはリアルタイムでフィードバックして、**対人関係の向上**をはかります。

　生活訓練で述べたことと同様で、日数をかけてもあまり訓練成果が上がらず、結局一人で作業したほうがよいと判断されれば、その方向にむけた職場環境設定の提案をしていきます。

❸作業能力の向上

　記憶障害や注意力障害、遂行機能障害などにより上司の指示通りに業務を遂行したり、報告したりすることができず、結果として就労できなかったり、勤務を続けられなかったりすることがあります。職能

訓練では症状がどのように作業能力を妨げているのか見抜き、代償手段を事前に考えておくことも大切です。このような局面では、医療機関での神経心理学的な評価を知り、どのような症状を抱えているのか把握して、**作業能力の向上**をはかっていきます。

　記憶障害があれば、スケジュールを自分でメモするなり、あるいはスケジュール表を毎朝渡すというような工夫で対応できます。若い人ならスマートフォンやタブレットを通じて、スケジュールだけでなく作業手順も配信できます。

　注意障害があれば、できる作業内容に限りがあるだけでなく、すぐに疲れてしまいます。そこで、時間を短く区切り、休憩の回数を増やしながら作業する工夫をします。人によっては単独で作業をするほうが、気が散らなくてよいこともあります。

　遂行機能障害があれば、自身で日課や作業手順を組み立てることは困難になります。また、優先順位や段取りを設定することが苦手です。そこで作業手順がいつでも確認できるような工夫があると作業が容易になります。いつもと違うことをする時は、十分な事前の準備をするだけでなく、一緒に働く周囲の人に伝えて配慮や手助けを頼むことも大切です。また、ファイルを整理したり、道具を使う作業をしたり、パソコンを使ったりしながら、就労した際の基本的実務を繰り返しシミュレーションし、できないことがあればその代償手段をあらかじめ見つけておきます。このことは職能訓練の大きな役割で、一般就労を果たすうえでは欠かすことができません。

▶ 職能訓練から職業リハビリテーションへ

　このようにして作業能力の向上をはかった後は、その成果がどうであったか、何ができて何ができないかは当事者や家族等と情報共有し、

あらためて職業に就くということの心構えをみんなで作り上げておく必要があります。この過程で一般就労レベルか福祉的就労レベルかも評価が定まるだけでなく、当事者や家族等も納得してその評価を受け入れることができ、その時点でそれぞれの能力に応じて本格的な**職業リハビリテーション**に入ることになります。

chapter 3
こんな時どうする？ 症状別の支援と対応

高次脳機能障害のある人に実際見られる症状は、人によって異なります。本人はもちろん家族や支援者が知ることで症状を軽減したり、前向きにとらえるヒントになるように日常的によく見られる症状と考え方、そして支援・対応について紹介します。

Contents

1 集中できない …70
2 状況がつかめない …72
3 反応が遅れる …74
4 新しいことが身につかない …76
5 思い出せない・直前のことを忘れる …78
6 整理や調整ができない …80
7 決まったやり方にこだわる …82
8 問題の解決方法が浮かばない …84
9 短気・イライラ …86
10 暴言・暴行 …88
11 多弁 …90
12 衝動的・不安定 …92
13 自己中心的 …94
14 依存的 …96
15 疑い深い …98
16 不適切な行動をする …100
17 性的な関心の減退または昂進 …102
18 病識欠如 …104
19 気分の落ち込み …106
20 無気力 …108

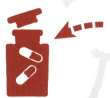

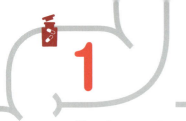

1 集中できない

→ たとえば…

1. 退院して1日中家にいるので、何かやろうとするが、すぐ疲れる。

2. 読書を始めても数ページで飽きる。

3. 元の職場に戻ったが、じっと机に座っていられない。職場では人の出入りや音など刺激が多すぎて気が散る。

4. 日曜大工をするが以前のように作業が進まない。

何が起こっているの？

集中力は、知覚のなかの特に視覚や聴覚の**注意**に関連しているといわれています。何かに集中するにはある程度長い時間、重要なことだけを選択して注意をむけている必要がありますが、あわせて視覚や聴覚、運動感覚の統合も不可欠です。これは脳を損傷して壊れた機能を補いながらの作業となるため、とても疲れます。ある作業を「開始」「終了」「次の作業に移る」と切り替えるのも、それぞれの合間に集中していなければできません。

集中力がなければ、たった数分の間でも、「読書に飽きて、テレビをつけ、それも続かずにメールを打ち始める」といったことが起きます。

あるいは、本を開いても、文字を読んでいない、文字を読んでもそこから意味を引き出していないかもしれません。

集中力の低下は、外部の音や人の出入りだけでも気が散って、作業を中断してしまうといったことでも明らかになります。集中力が戻るまでには時間がかかるので、場合によっては支援者が家庭や職場などの**環境調整**を提案する必要があります。

支援 対応

1 ▶ 家族と相談して、できそうな家事や作業のリストを作り、それをやり遂げたらチェックしましょう。達成感を得られるように、最初は小さな目標にしましょう。

2 ▶ 実現できそうな読書時間(ページ数)の目標を立ててみましょう。内容は長編よりも短編のものが適しています。最初は、短い時間、少しのページからはじめましょう。

3 ▶ 家でも職場でも、できるだけ気が散るものは減らしましょう。余計なものは別の部屋に移したり、仕切りをしたり、落ち着く環境を作りましょう。

4 ▶ 大好きな趣味でも、集中力が求められるものは疲れるので、こまめに休憩をとりましょう。回復過程の初期は、散歩やジョギング、水泳など、じっとして行うものよりも戸外に出たり、身体を動かすことのほうが楽しいと感じる場合もあります。

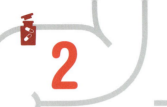

2 状況がつかめない

→ たとえば…

1. 何人かで話をしていて、話題を振られても、意味がわからないことがある。

2. お笑いが好きだったが、高次脳機能障害になってからどこが面白いのかわからず笑えなくなった。

3. はじめて友人の家へ行くので、メールで道順を教えてもらったが、途中の目印を見落としてしまい迷った。

4. 模型の組み立てをはじめたが、見本と同じようにできないので、説明書が間違っていると思う。

何が起こっているの？

　状況をつかむためには、それに必要な情報を取得しなければいけません。必要な情報をつかむ能力は、集中力にも関連しています。必要な情報とは、見たり、聞いたり、触れたりして得られる情報のうち、特に自分に影響する重要な部分です。たとえば、電話をする時は、周囲の音のなかから相手の声だけを聞き分けて選びとらなければなりません。

　さらに状況をつかむには、視覚、聴覚、触覚、運動感覚の情報を統

合する必要があります。特に耳からの情報は、会話や口頭説明の理解に影響します。グループでの会話を理解するのは特に大変です。**聴覚の理解**に問題があると、テレビや映画をみることも難しくなり、以前よりも面白く感じられないかもしれません。

また、視覚的には地図や表示が何を意味しているのか結びつかないかもしれません。視覚の理解は読解にも影響し、特に文章の要点を把握する能力が低下することがあります。

支援 対応

1 ▶ 聞いたことの理解に問題があると、会話についていくのが難しくなります。周囲の人に「○○が難しくなった」と説明することで、だんだんわかりやすく言ってもらえるようになります。

2 ▶ 皮肉や冗談、テンポの速い会話などを理解するのはさらに難しくなります。お笑い番組を楽しめるようになるまでには時間がかかります。

3 ▶ 自力で引き返したり、目印を探そうとしたりするより、友人か家族に電話しましょう。最寄りのお店に現在地を聞きましょう。

4 ▶ 簡単そうに見えても難しい作業があります。家族や支援者と一緒に説明書を読み、一つずつ確認しながら組み立ててみましょう。

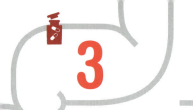

3 反応が遅れる

→ たとえば…

1. 慣れているはずの作業にすごく時間がかかるようになってしまい、洗濯や料理にも手間どる。

2. 毎朝、起きてから家を出るまでに1時間で仕度しなければならないが、一つ作業が終わると止まってしまい、スムーズにできなくなった。

3. 職場では電話応対やパソコン入力、スケジュール調整などを並行して行っていた。復職したが、今まで普通にできたことにとても時間がかかってしまう。周囲からはペースが合わないと指摘され、上司の理解も得られない。

4. 大量の郵便物を仕分ける作業をしているが、割り当てられた分を時間内に処理できない。

何が起こっているの？

　高次脳機能障害になる前と同じように家事や仕事をしていても、もどかしく感じることがあるかもしれません。一つの作業に時間がかかるのは、今まで自動的かつ機械的にやっていたことを確認しながらや

るようになったためでもあります。特に回復過程の初期は、正確さとスピードを同時に求められる作業はとても難しく感じられます。

支援 対応

1. ▶ 手順を見直して一つずつやりましょう。

2. ▶ 朝食、トイレ、歯みがき、整容、着替えなど絵やボードに記しておき、終わったらチェックして、次に何をしたらいいかわかるようにしましょう。

3. ▶ 作業にかかる時間は、徐々に短くなります。記憶や集中力などの
4. 認知機能が回復するにつれて、反応時間が短縮するからです。いずれは自動的かつ機械的に処理できる速さまで戻るかもしれませんが、当面はきちんと仕上げるには時間がかかることを、本人も周囲も認識する必要があります。すばやく対応しなければならないような仕事は、他の人に代わってもらうといった調整をしてもらいましょう。

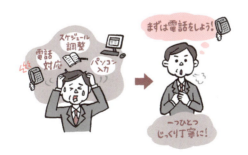

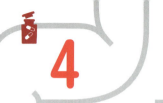

4 新しいことが身につかない

→ たとえば…

1. 自動車整備士として復職した。扱うエンジンの型が変わり、同僚が変更点を説明してくれたが整備や修理に時間がかかる。

2. 友だちに新しいゲームソフトの攻略方法を聞いたが、どっと疲れてしまった。

3. 順調に復職したが、新しい上司に替わり、新しいアイデアをどんどん出してくるのでついていけない。

何が起こっているの?

　回復するにつれて、たいていの作業は何回も繰り返すことで、徐々に、自動的かつ機械的にできるようになっていきます。難しいのは、何か新しい知識や技能を学習することです。

　学習は集中や状況把握などの能力にも関係します。人の話に集中する、話の要点を押さえる、覚えて必要な時に引き出すなどの機能が一つでも欠けると、新しい技能を身につけて活用するのは困難です。

　「説明は聞いたが、細かい部分を聞き逃す」「どこが要点か即座に判断できない」「覚えられる量が限られているので、引き出すこともできない」などが重なると、新しいことをやる気すら起きなくなります。

一つずつ機能を補うことで、時間はかかりますが次第に身につくようになります。

支援 対応

1 ▶ 新しい技能を学ぶ時には、小さいステップに分けて、習得とスピードアップを同時にやろうとしないようにしましょう。まずは、新しいエンジンについて知識を得て達成することに重きをおいて、スピードアップはその後に目指しましょう。

2 ▶ 簡単なようで難しいことはたくさんあります。ゲームもそうです。新しいゲームソフトは新しい認知学習です。疲れるだけで楽しくなければしばらくやめて、身体を動かしたり慣れたゲームをしましょう。

3 ▶ 学習は、人間関係にもあてはまります。新しい上司がきたら、その人とどうやって一緒に働くかを考えなければなりません。上司の意図を何回も聞くことができなければ、職場で聞ける人を見つけましょう。場合によっては、復職後に支援者が職場に本人の症状や状況を説明したり、調整を提案したりすることもあります。

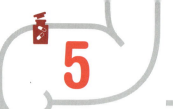

5 思い出せない・直前のことを忘れる

→ たとえば…

1 毎日会うリハビリテーションスタッフの名前が思い出せない。数時間前に話したことも忘れている。

2 自分の家までの道順を説明しようとしても、駅名や目印が思い出せない。

3 先週のリハビリテーションのグループミーティングについて聞かれても、ミーティングに出たこと自体全く思い出せない。

4 外出しようとするたび、家の鍵が見つからない。

何が起こっているの？

「思い出せない」「直前のことを忘れる」などは、回復過程の初期から明らかになります。リハビリテーションスタッフの名前やスケジュールを思い出せないのは、そもそも頭に入っていないからであり、入っていないものは取り出すことはできません。

そもそも印象の薄いものは記憶に残りにくく、いつものイベントや集まり、電話やメールで約束したこと、いつもと同じお弁当を食べたこと、家の鍵などは強く意識しないので、よく忘れます。また朝の出

来事や、数日前に会った人なども思い出すのが難しいかもしれません。

　注意力や集中力が改善するにつれて、見聞きしたものが頭に入るようになると、リハビリテーションスタッフの名前やスケジュールも少しずつ思い出せるようになります。

支援 対応

1 ▶ 人の名前は関連づけて覚えるか、覚えられないことを正直に伝えましょう。別の人と間違えるよりもよい方法です。

2 ▶ スマートフォンやタブレット、紙のノートなど、本人が使いやすいものを常に持ち歩き、予定や名前、連絡先などを保存する習慣をつけましょう。

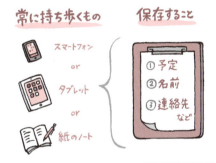

3 ▶ 復職する前にリハビリテーションスタッフに相談しましょう。たいていの仕事には、記憶の補助手段や環境調整が必要です。

4 ▶ 家の中では、物の置き場所を決めて、必ずそこに戻しましょう。探すことが多いのは、眼鏡や携帯電話、腕時計、鍵、財布、健康保険証、定期券、テレビのリモコンなどです。たいていの場合はかばんの中や衣服のポケットに入れたままであったり、積み重なった本や家具の隙間に落ちていたりします。外出先で使うものは玄関に箱を置いて帰宅時に入れたり、フックにかばんごと吊るすことで、家の中で持ち歩く機会と探す頻度を減らすことができます。

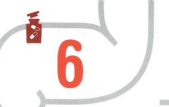

6 整理や調整ができない

➡ たとえば…

部屋で探し物をしていたが、ずっと見つからないのでイライラする。確かに昨夜使ったが、どこに置いたかわからない。 1

部屋中どこもかしこも散らかっている。机の上や本棚を整理することは簡単に思えるが、書類の山を右から左に動かしてばかりで片づかない。 2

朝、昨日の作業の続きをやろうとしたが、どこまでやったか書くのを忘れてどこからはじめたらよいのかわからなくなり、最初からやり直すことになった。 3

洋服の組み合わせがうまくできない。 4

何が起こっているの？

　以前は整理整頓が得意で、時間や締め切りを守っていたような人でも、高次脳機能障害になると、効率よくできなくなることがあります。整理や調整には、記憶や集中、問題解決、優先順位づけなどの能力が求められ、特に優先順位がつけられない時は、以前のような整理術を維持するのは困難になります。

　整理ができないことで一番ストレスなのは、時間を無駄にしている

のではないかと感じることです。整理術を再獲得するには、新しい情報を古い情報と結びつける必要もあります。記憶に問題があると、新しい情報を新しい枠組みのなかで活かしきるまで内容を覚えていられないことがあるかもしれません。それは野球チームの新メンバーの守備位置や打順を思い出せないようなものです。

集中力の欠如も整理・調整に影響します。環境の変化に気をとられると、物事を最初から最後までミスなく仕上げることは難しくなります。

支援 対応

1 ▶ 家や仕事場を整理整頓し、きれいに掃除することは有効です。時間がかかっても長い目でみれば意味があります。ラベリングしたファイルや仕切りを活用して、探しやすいように視覚的にわかりやすくしましょう。

2 ▶ 整理・調整のスキルを再び身につけるには、「自分の部屋の本棚だけ」「机の上だけ」「5分間だけ」など、慣れた場所から少しずつはじめましょう。

3 ▶ 予定を立てて、記録を残しましょう。これらのメモは翌日の計画に役立ちます。ノートやスマートフォンなど消えない場所に保管しましょう。

4 ▶ 外見は、内面で起きていることを映し出しています。整理・調整機能がうまくはたらいていないと、身だしなみや話し方にも現れます。再獲得・再構築には時間がかかりますが、補助手段を使い続けることが重要です。写真や図などの視覚的な補助はとても役立ち、使いこなせば格段に改善します。どのくらい進歩したか家族や周囲にも聞いてみましょう。

7 決まったやり方にこだわる

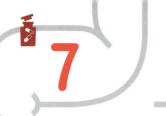

➡ たとえば…

1. 庭の水まきを日課にしていて、雨が降っても水をまいている。

2. 何日も続けて同じ服を着ている。家族が洗濯しようとすると怒り出す。

3. 退院して自宅に戻ったら、不在の間に家族の食事時間や入浴時間がすっかり変わっていた。自分がいた時のペースに戻してほしいと思う。

4. 職場に戻ったら新しいパソコンに替わっていた。感覚が違うので使うのを嫌がる。

何が起こっているの？

「臨機応変」や「柔軟な姿勢」は認知機能に関連しています。一つのやり方にこだわるのは、物事の一面しか見えないことによります。「だって、いつもこういうやり方をしているから」という主張をよく耳にしますが、それは最初に思いついた方法以外に浮かばない、状況に応じて何をどう変えればよいかわからないからです。家庭や職場では「頑固で困る」「止めようとしてもやめない」などと言われ、さまざまな場面で行き詰まってしまうことがあります。

> こんな時どうする？
> 症状別の支援と対応
> chapter 3

支援 対応

1 ▶「○○してはだめ」と否定すると、混乱したり、言い争いになったりします。行為自体は否定せず、「何時になったら、○○しましょう」など時間を区切ったり、関心が他にむくようにはたらきかけたりしてみましょう。

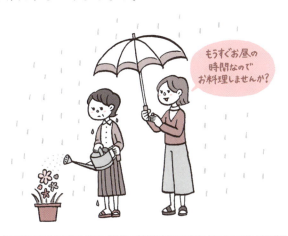

もうすぐお昼の時間なのでお料理しませんか？

2 ▶ 服や身体の汚れや臭いを気にしなくなり、むしろ同じ色や素材の服をずっと身につけているほうが安心するという例があります。背景に不安があれば軽減し、服は可能なら、類似の洗い替えを用意しましょう。

3 ▶ 回復過程の初期には、家族や周囲の人など他の人にペースメーカーになってもらいましょう。自宅でも落ち着いて考えられるようになるまでは、家族にリードしてもらいましょう。

4 ▶ 新しい環境の中で仕事をするのは難しいことが多いです。業務の内容、量、方法など職場で調整してもらいましょう。

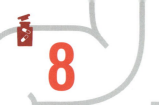

8 問題の解決方法が浮かばない

▸ たとえば…

> 朝早く家を出て仕事にむかったが、途中で電車が止まり、予定よりも1時間遅れることになった。どうしたらいいか思いつかず、そのまま家に帰ってきてしまった。 **1**

> 新商品の広報戦略を会議で決めることになった。最初の人の発表を聞いて「これが一番いい」と思い、後の発表は聞かなかった。 **2**

> 子供とボードゲームをしたがルールについていけず、ゲーム機にも興味がなくなった。 **3**

> 子供に算数の文章題を教えていて、一応解けたものの、なぜその解法がよいのか説明できなかった。 **4**

何が起こっているの？

問題解決とは、状況に応じて、選択肢を考え、最適な方法を選んで実行することです。「7. 決まったやり方にこだわる」とも関連しており、他の方法を考えようとしたり、実際に思いついたりするのは、大変高度な認知機能です。

ジグソーパズルではたくさんの似たような形のピースを見比べます

が、仕事では複数のなかから最適な方法を選びます。この二つは全く違うようにみえますが、いずれも問題解決です。求められる能力は状況によって異なり、ただ解決すればよいだけでなく、時間の制約や家族・同僚の期待、問題の難易度などがかかわることがあります。

支援 対応

1 ▶ 不測の事態の時に聞ける人（家族、支援者など）を決めておきましょう。電話、メールなどの方法も相談しましょう。

2 ▶ どの方法でやるかを決める際には一つだけでなく、他の方法も考えてみることが大切です。最初に思いついたアイデアにどうしてもとらわれてしまいますが、他の人の意見も聞き、できるだけ図や写真など視覚的に並べて選んでみましょう。

3 ▶ ボードゲームは難しいですが、認知機能の訓練になります。他の人の作戦を見ることも意味があります。

4 ▶ 算数の文章題は簡単そうで難しく、高度な認知機能が要求されます。「設問を注意深く読み、求められている内容をとらえ、必要な情報だけを選び、既知の方法と結びつけ、論理的に答えを導く」という過程をふまなければなりません。子供の宿題とはいえ高度な作業ですので、訓練課題に取り入れられることもあります。

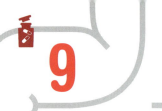

9 短気・イライラ

→ たとえば…

1. 病院の予約時間に診察が始まらないと帰ってしまう。
2. 電話した相手に保留されると待てずに切ってしまう。
3. 治療予定や退院日を教えてもらえないので病院のスタッフにあたる。
4. 就職面接の後、相手先に毎日電話して結果を聞く。
5. レストランがうるさいので外食が嫌いになった。
6. 同じ話を繰り返す叔母といるのが耐えられない。

何が起こっているの？

　高次脳機能障害になると「気が短くなった」「イライラして待てなくなった」ということがよくあります。これは、感情をコントロールしている脳の部分を損傷したために、焦りや怒りを抑えるはたらきが弱まっていることによるものと考えられています。

　また、コントロール機能を失うと同時に、客観的な視点をもつことが難しくなります。自分の視点だけで物事をとらえると、「自分はこう

してほしいのになぜ周囲はすぐ反応してくれないのか」「なぜ願いを叶えてくれないのか」などと、相手の立場を想像できないので「短気」「イライラ」につながります。

　さらに問題解決能力や抽象的な思考能力が低下しているために、込み入った事情を理解できず、目先のことが進まないとストレスが溜まるという場合もあります。「1．集中できない」の項目でも触れたように、不要な情報や騒音を排除する機能も弱まり、小さなことが気になったり、刺激に過敏になったりすることもあります。あまり短気で不満が多いと、周囲の人が離れていき孤立する原因にもなります。

支援 対応

1
2 ▶ 周囲や後先のことを考える余裕が出るまでには時間がかかります。回復の初期は家族や支援者が間に入って調整しましょう。

3
4 ▶ 不安や焦りがイライラの元になります。時には信頼できる相手に、気持ちを聞いてもらいましょう。何も知らない人に怒りをむけることが減っていきます。

5
6 ▶ 気持ちが落ちつく場所に移動する、イライラの元になる人や場所は避ける、身体を動かして発散するなどの方法をみつけましょう。当事者家族会に参加し、他の人はどうしているのか聞いてみましょう。

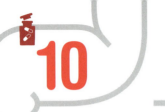

10 暴言・暴行

→ たとえば…

以前なら胸中に留めておいたようなこともはっきり言ってしまう。 1

病院のスタッフに、「今の担当者は全然わかっていないので代えてほしい」と言う。 2

人事担当者から不採用と言われ、「あんたのところみたいなつまらない会社で勤める気はなかった。どうせ給料も安いだろう」と答える。 3

何かうまくいかないことがあるとむしゃくしゃして物を壊す。 4

人混みや、電車内で人にぶつかり、どなったり、殴ったりする。 5

何が起こっているの？

　高次脳機能障害になると、それまで口に出したことのないような暴言を吐いたり、親しい人に殴りかかったりすることがあり、本人はそれを全く覚えていないということがあります。これは粗暴な性格になったのではなく、脳の損傷によりフィルター機能が壊れたといえます。

つまり悪い言葉を知識としてもっているけれども、口には出さないように留める領域が機能していないということです。同様に、「カッとなってすぐ手が出る」というのもフィルター機能がはたらいていないことから生じる行動です。

「全くその通りだけど、黙っていられないから仕方がない」と開き直るのは簡単ですが、社会に参加するには、人と自分を隔ててしまうような言動を自覚して抑えていく必要もあります。「思いつくまま言いたい」「暴れたい」という気持ちはだんだんコントロールすることができるようになります。

支援 対応

1,2,3 ▶ 思ったことをそのまま言うことが最良とは限りません。何か言う前に、まず一呼吸して言おうとしていることを確認しましょう。これは緊張している時にも役立ちます。

4 ▶ まず何がうまくいかないのか、一緒に考えましょう。「9.短気・イライラ」とも共通して、疲れや不安が原因かもしれません。休んで気持ちを落ちつけましょう。

5 ▶ すぐにケンカになる人や怒りの元になるものとは、距離を置きましょう。

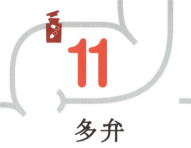

11 多弁

→ たとえば…

授業中に大きな声で無関係なことをしゃべり続ける。 1

同じ話を何度もする。 2

思いついたことを誰でもいいので言いたくなってしまう。 3

何が起こっているの？

多弁(しゃべりすぎ)は、コントロールできない状態や不安の現れでもあります。また、その場で思いついたことが表層を流れるように口から出ていくので、深く記憶に残らず、言ったこと自体を覚えていない場合もあります。そのため、自分で自分をコントロールできなくなったと表現されることもあります。

支援 対応

1 ▶ 先生には「○○さん、手を挙げてから発言しましょう」と指摘してもらいましょう。また、必要な発言が終わったら「はい、●●ですね」と切れ目を教えてもらいましょう。

2 ▶ 一つの事柄についてとめどなく、または繰り返ししゃべっていたら指摘してもらいましょう。

3 ▶ 多弁なことを自覚していなかったり、何を話したか全く覚えていないことがあります。気になる話題から気をそらす、興奮を静めるなどの工夫をしましょう。思ったことをノートに書くのも一つの方法です。

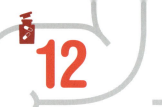

12 衝動的・不安定

→ たとえば…

上司から仕事を頼まれて、やりたくないと即答する。 1

宣伝を見てすでに持っているものを衝動買いする。 2

食事をほとんど噛まずにかきこんで腹痛になる。 3

急いで作業をするが、途中の工程が抜けている。 4

何が起こっているの？

　衝動的・不安定（易変性）は暴言・暴行と似ており、いずれも後先をよく考えずに思いつきで行動するところが共通しています。これは注意や集中を担う脳の領域が壊れたためだと考えられています。同時に行動をコントロールする機能も十分にはたらいていないといえます。感情を抑えられず、不適切な場面で、泣きすぎたり笑いすぎたりすることもあります。

　このように、状況に合わないような行動をとったことでトラブルが生じると、怒りも湧き、ストレスにもなり、家族が巻き込まれること

もあります。本人が気を静めて、よく考えて行動することは、誰にとっても有効です。

支援 対応

1 ▶ 行動する時は、まずは深呼吸して考えてからしましょう。

2

3 ▶ 「ごはんはよく噛んで」と好きなキャラクターのセリフにして食卓に置いてみましょう。

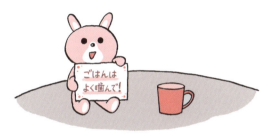

4 ▶ ペースを落として、一つずつ丁寧に取り組みましょう。確認のタイミング・方法をみつけましょう。

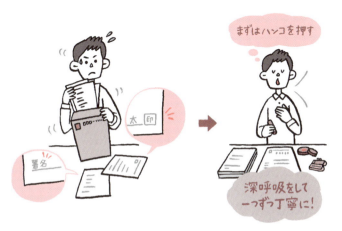

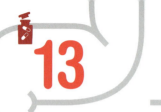

13 自己中心的

▶ たとえば…

1. 自分が暑い(寒い)ので、家族がそうでなくても空調を切る。

2. 自分の興味がなくなったので、他の人が見ているのにテレビを消す。

3. 母親が弟のサッカーの試合を観に行くと、嫉妬して文句を言う。

4. 妻が一人でスポーツクラブに行くのは面白くない。

5. 人から「自分勝手だ」と言われ、口論になることが増えた。何がいけないのかわからない。

何が起こっているの？

　誰でも幼い頃は世界が自分中心に回っていると考えていますが、成長するにつれて、他の人にもそれぞれ考えや希望があることに気づき、それらも大切であると理解します。

　しかし、病気やケガをすると、大人でも関心が自分自身に向き、**自己中心的**になることがあります。周囲から「自分勝手だ」と非難され

ても自覚がないかもしれません。共同作業やグループ療法などを通じて、自分だけでなく、他人の気持ちも少しずつ考える機会を作る必要があります。

支援 対応

1▶ 周囲の状況や他者の気持ちに気づかないことがあります。家族
2 や支援者は「今、○○が●●をしているところなので、△△をしたら困ってしまう」と説明しましょう。他の人から「あなたは自己中心的だ」と非難されたら、理由を聞いてみましょう。

3▶ 自分がしてもらったことやお世話になったことを忘れてしまい、
4 他者をうらやむことがあります。「○○（本人の名前）とは一緒に何をしようか？」などと聞いてみましょう。

5▶ 機会があれば、当事者会や訓練プログラムのグループミーティングなどで発表し、お互いの印象を話し合ってみましょう。また他の人はどのように考えているかを聞きましょう。

14 依存的

→ たとえば…

1. 親友のAさんが他の人と行動すると嫉妬する。Aさんはいつも自分と一緒にいて助けてくれるものだと思っている。

2. 質問されると何と答えていいのか母親に逐一聞く。

3. 誰かが就職先を紹介してくれるまで、自分では探す努力をしない。

4. 母親についてきてもらわないと、洋服を買えない。他の人とでは嫌がる。

何が起こっているの？

リハビリテーションの過程では、誰かに頼らざるを得ないことがありますが、特に長く一緒にいる人に**依存**しすぎてしまうことがあります。地域に移行するにあたり、少しずつ自分で物事を決め、行動していくようにすることも重要です。

chapter 3 こんな時どうする？症状別の支援と対応

支援 対応

1 ▶ 自立と孤立は違います。当事者会・家族会に参加して、新しい関係を作りましょう。

2
3 ▶ 少しずつできそうなことを見つけて、自分でやるようにしましょう。

4 ▶ 誰か一人にすべて頼りきるのではなく、複数の支援者をみつけましょう。

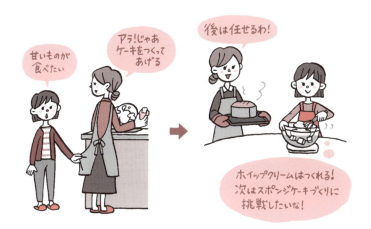

15 疑い深い

たとえば…

1. 妻が一人で外出するのは誰かと会うためだと疑って、どこへでもついていこうとする。

2. 病院の男性スタッフが妻に好意をよせていると思い込み、病院に抗議する。

3. 郵便受けに自分宛の手紙がないので、誰かが盗ったと思い込む。

4. 誰かが就職活動を邪魔して、自分を雇わないように告げ口していると思い込む。

何が起こっているの？

　高次脳機能障害になると、他人が何か企んでいるのではないか、自分は陰口をたたかれているのではないかなどと疑うことがあります。「そんなことは全くないし、気のせいだ」と言われても信用しません。

　これは、状況を見て考える機能が弱っていることから起きます。冷静に判断すれば明らかなことでも、肝心な部分を見過ごしていたり、短絡的に結びつけ疑い深く、誤解することが少なくありません。

　また、リハビリテーションの過程でさまざまな職種の人と接する機

会があり、そのたびに体調や生活について尋ねられると「放っておいてほしい」「どうして自分に干渉するのか」「嫌がらせをしたいのか」と怒ることもあります。

支援 対応

1. ▶ なぜ疑っているのか、本人の思いを伝えてみましょう。不安が元になっているならば軽減しましょう。

2. ▶ 誰かを責める前に、状況や理由を説明してもらいましょう。

3. ▶ 被害妄想が強くなり、生活に影響するようであれば主治医に相
4. 談し、精神科の受診を考えましょう。

16 不適切な行動をする

▶ たとえば…

1. 聞かれていないのに、自分の事故の体験を詳しく話す。

2. 他人のプライベートなことに興味をもち、根掘り葉掘り聞く。

3. よく知らない人に「車に乗せて食事に連れていってほしい」と言う。

4. 1日に何回も同じ人に身の上相談の電話をかける。

5. 場違いな大きな声で笑う。

何が起こっているの？

　誰でも成長する過程で試行錯誤を繰り返しながら社会に適応していきますが、高次脳機能障害になると、特に重度の場合、子供っぽく、**不適切な行動**をとることがあります。周囲が指摘すると、「自分は何も悪いことをしていないのに、幼児のように扱われる」と怒り出す人もいます。学校や職場への復帰にむけて、少しずつ年齢に適した行動を再獲得する必要が出てきます。

> こんな時どうする？
> 症状別の支援と対応
> chapter 3

支援 対応

1. ▶ 不適切な行動の直後に「今の行動（発言）について、相手の人はこう思いますよ」と、その場で具体的にフィードバックしましょう。時間が経つとお互いに記憶が薄れてしまいますし、「空気を読む」「個人的なこと」など抽象的な言葉では伝わらないことがあります。

2. ▶ グループミーティングなどで、お互いの行動（発言）についてどう受け取るか話し合ってみましょう。

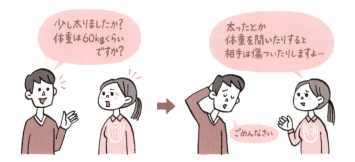

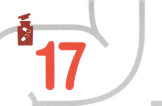

性的な関心の減退または昂進

--▶ たとえば…

パートナーと関係を深めるのが怖い（減退）。 1

夫（妻）が隣にいると眠れないので、別の部屋で寝ている（減退）。 2

夫（妻）が自分より他の人に魅力を感じていると思い込む（減退）。 3

不適切な場で性的な話をする（昂進）。 4

異性に関心をもち、過剰に話しかけたり触ったりする（昂進）。 5

何が起こっているの？

　高次脳機能障害になると、性的関心や異性と接する自信を失って非常に消極的になる場合（**減退**）があります。逆に、知らない異性に気安く話しかけたり、不適切な場所で性的な話をしたりするなど、過剰な関心を示す場合（**昂進**）もあります。性欲は食欲と同様に、動物としてもつ自然な欲求です。しかし人間は大人になるにつれ、状況に応じてそれをコントロールする力を身につけていきます。そのコントロール

こんな時どうする？
症状別の支援と対応
chapter 3

機能が壊れると、元々の欲求がむき出しになり、行動に現れます。

　消極的過ぎてもパートナーとの関係に影響しますし、過剰すぎても仕事や社会的な立場を失う原因になります。

支援 対応

1 ▶ 夫（妻）に正直に気持ちを伝えてみましょう。

2

3 ▶ 自分に魅力がなくなったと思い自信をなくしている場合、新しい髪型にしたり、メイクをしたり、外見を変えてみましょう。

4 ▶ 言動が不適切である自覚が乏しいことがあります。「今、あなたに○○と言われた（された）人は不快に思っていますよ」とその場でフィードバックしましょう。また、関心を他のことにそらすようにしましょう。

5

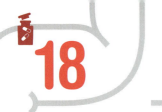

18 病識欠如

▸ たとえば…

1. 退院後すぐに出勤・登校するつもりでいる。

2. 「体力が戻るまでは、勤務時間を短縮したほうがいい」という主治医の意見に納得しない。

3. 指示通りに何でもできるので、もう支援者はいらないと思っている。

4. 退院後にはじめて外に買い物に行く時、家族が同行しようとする理由がわからない。

何が起こっているの？

　病識欠如とは、自分が病気であることを認識していない状況をいいます。具体的には「自分は病気ではないので病院に行く必要はない」「薬を飲む必要はない」「当事者会・家族会で話を聞いても自分は該当しないから関係ない」などの言動で明らかになります。退院しても復職や復学などが予定通りにできないと、自暴自棄になったり、自信を喪失したり、イライラしたりすることがあります。

　このように、現実と認識がずれるのは、麻痺や失語、視覚障害などに比べて、認知障害は自覚しにくく、周囲も気づきにくいことにより

ます。外見上は回復したように感じてしまいますが、脳のはたらきが少しずつ戻るのに時間がかかります。

支援 対応

1
2 ▶ 何か予定や目標を立てる時は、家族や支援者などと一緒に考えましょう。

3
4 ▶ 当事者会・家族会への参加や、訓練や就労支援などのサービスの利用を考えてみましょう。最初は「自分は元気なので関係ない」と拒否することもありますが、行事や余暇活動を通じて徐々になじむことがあります。また、同じサービスでも事業所によって雰囲気が異なります。実際に見学してみると同世代の利用者の様子がわかり、行く気になることがあります。他の人の言動を客観的にみたり、複数の人から同じ指摘を受けたりするうちに、少しずつ自分の行動を振り返り、自覚につながるようになります。

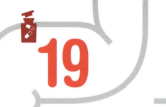

19 気分の落ち込み

→ たとえば…

1. 昼過ぎまで寝ている。
2. 何時間もテレビを見ている。
3. 「事故にあった時に、命が助からなければよかった」と言う。
4. 自殺の報道に関心を寄せる。
5. 復職したが、できないことが多くてつらい。
6. 「楽しいことは何もない」と言う。
7. 「自分のつらさは誰にもわかってもらえない」と言う。

何が起こっているの？

気分の落ち込みは、リハビリテーションがある程度進んだ時点でよく現れます。はじめは、身の上に起きた変化を100%理解していませ

んが、さまざまなことがすぐには元に戻らないことを実感するにつれて、悩んだり落ち込んだりします。

そのような時に「私は落ち込んでなんかいない」と言うかもしれませんし、実際にははっきりと自覚していないこともあります。

支援 対応

1 ▶ 日中活動に参加しましょう。生活に運動を取り入れ、日課にしましょう。

2 ▶ 自殺をほのめかすような言動があったら、すぐに主治医に相談しましょう。

3 ▶ 仕事の量や難易度など過剰な負担になっていることがあります。本人が説明するのが難しい場合は支援者も加わって職場と相談しましょう。

4 ▶ 楽になりたい気持ちで、薬物や過度のアルコールに手を出さないよう、周囲が気をつけましょう。

5 ▶ 当事者会に参加してみましょう。同じ悩みをもつ人や、わかってくれる人と出会う機会をみつけましょう。現実に直面して落ち込んだり、イライラしたり、悲しくなったりした時に、癒やしてくれるもの（音楽や場所、香り、写真、手紙など）を探しましょう。

20 無気力

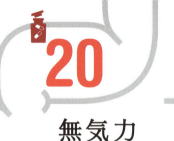

→ たとえば…

1. 知人がいい仕事を紹介してくれても、なかなか連絡をとらない。

2. 以前はゲーム用のカードを集めるのに熱中していたが、全く興味を失った。

3. 部屋が散らかっていると文句を言うが、自分では動こうとしない。

4. 家族と何度も外食の約束をするが、直前になると行きたくなくなり中止する。

5. 何をしても「意味がない」と言う。

何が起こっているの？

　回復過程の初期に意欲が起きないことがありますが、これは高次脳機能障害によるものです。体力を消耗していて、思考も混乱し、予定を立てて実行するなどとても無理です。目標をもつことも気が滅入るばかりです。

　ところが、しばらく経ってもまだ**無気力**なことがあります。これは気分の落ち込みと関連しています。あるいは、さまざまなことをやっ

てはみるけれど、どれもうまくいかないので、何もしないほうがましだと思ってしまう場合もあります。

支援 対応

1 ▶ 自分へのご褒美(ほうび)を考えましょう。たとえば「会社に連絡したらあるいは就職活動のための履歴書を書きあげたら、お気に入りのDVDを観る。書き終わらなければ観ない」など。

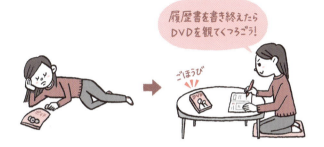

2 ▶ 当事者家族会への参加や、福祉サービスの利用を考えてみましょう。何か活動するきっかけになります。
3

4 ▶ 外食が難しければ、近所でおそうざいを買ってくるなど小さい目標を決めて、少しずつステップをふんでやってみましょう。

5 ▶ 生きていることや自分に対して否定的な発言がある場合は、「19．気分の落ち込み」で触れたようにすぐに受診しましょう。

chapter 4
押さえておきたい支援知識

病気やケガにより高次脳機能障害が残った場合、本人が地域へ移行する過程や移行した後にはさまざまな福祉サービスや制度がありますので、紹介していきます。

Contents
1. 相談支援の基本 …112
2. 地域生活支援
   （病院から自宅、社会生活へ）…114
3. 働くための支援 …139
4. 高次脳機能障害の子供への支援 …155
5. 各種の支援サービス …162
6. 当事者会・家族会 …176

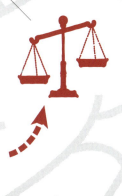

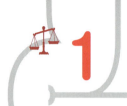

相談支援の基本

- - - - - - - ▶ **相談支援のポイント**

　高次脳機能障害に関する相談は、病院の医療相談室や市町村の福祉事務所、保健所、相談支援事業所など、さまざまな窓口に寄せられます。来談者はすでに診断された人だけでなく、「高次脳機能障害かもしれないと言われましたが、本当にそうでしょうか」「事故後に何かが変わってしまった」というような人もいます。

　特に事故や脳血管疾患などの病気はある日突然起こるので、家族の中には気が動転している人もいますし、ほとんどの人は「高次脳機能障害」という言葉に馴染みがありません。まずはできるだけ静かな場所で話を聞き、情報を整理しましょう。何に困っているか、いつからそうなったかなど、具体的な話から状況を把握することができます。

　相談を受ける人は以下のような流れで支援を進めます（「chapter 6 教えてQ&A」も参照）。

❶ 来談者から話を聞き、主訴を確認する
❷ 高次脳機能障害の有無や原因、受傷または発症した日を確認する（本人や家族からの情報、医師の診断書や紹介状、意見書などで確認する）
❸ 未診断の場合は、診断できる医療機関につなぐ。他の原因による主訴の場合は、必要な情報提供や他機関の紹介を行う
❹ 福祉サービスの利用が必要であると判断した場合は、身近な**相談支援事業所**につなぐ。相談支援事業所では、**サービス等利用計画**を作成する

具体的にどこの事業所でサービスを利用したらいいか、高次脳機能障害に詳しいスタッフがいるか、といった情報については、自治体の障害福祉の担当課、あるいは支援拠点機関で一覧表やマップを提供しているところがあります。

　また、福祉医療機構が運営するWAM NETの「障害福祉サービス事業所情報(http://www.wam.go.jp/shofukupub/)」を活用しましょう。

　その他、支援に携わる人は、日常的に相談を受けることがあります。具体的には「今の生活における悩み」「将来への不安」「関係機関との連絡・調整」などがあります。家族は不安と過労のために体調を崩してしまうことが少なくありません。家族一人ひとりが元気であることが本人のリハビリテーションにとっても大変重要です。

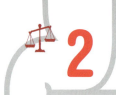

2 地域生活支援
（病院から自宅、社会生活へ）

① 生活基盤

　病院から退院する前には、退院後の**生活基盤**を考える必要があります。生活基盤には主として**住環境**と**経済基盤**があります。生活全般について、何がどこまでできるのか、何に支援が必要かを、本人、家族、支援者の間で話し合っておくことが重要です。家に戻ってはじめてわかることや戸惑うことも少なくありませんが、制度利用の手続きなど事前にできることもあります。支援者は、よくある手続きや近隣の関連機関の情報を整理しておくとよいでしょう。

▶住環境

　住環境は、住まいが確保されているのか、今までの住まいで暮らしていけるかを検討します。状況によっては公営住宅への転居を考えたり、施設やグループホームなどの利用を検討したりすることも必要になります。独居の場合は、**ホームヘルプサービス**を導入することもあります。

▶経済基盤

　経済基盤には、所得保障を目的とした**障害年金**、**傷病手当金**、労災

補償などがあります。その他の経済的な支援は、身体障害・知的障害・精神障害いずれかの障害者手帳を取得している場合に対象になるものがほとんどです。たとえば、各種手当や**医療費の助成**、交通費や公営住宅家賃の減免、税の優遇制度などがあります。また、地方自治体が独自で実施している制度もあるので、居住地の福祉事務所や生活支援センターなどで確認するとよいでしょう。

なお、これらの手続きにあたり、各種の様式をそろえて申請するだけでも労力と時間がかかります。よくある質問や対応を整理しておくと、聞く側も答える側も混乱を避けることができます。

❶障害年金

障害年金には、**障害基礎年金**と**障害厚生年金**があります。被保険者が、法令で定める障害の状態に該当し、かつ障害の原因となった病気やケガについて、はじめて医師の診療を受けた日（初診日）において、一定の要件を満たしている場合に受けることができます。

ⅰ）障害基礎年金	ⅱ）障害厚生年金
国民年金加入中に、事故や病気などで、日常生活に著しく支障のある状態（障害等級表の1級・2級）になった場合に支給される年金です。なお、障害基礎年金の等級は、障害者手帳の等級とは関係ありません。	厚生年金加入中に事故や病気などで、障害基礎年金の1級または2級に該当する障害の状態になった時は、障害基礎年金に上乗せして障害厚生年金が支給されます。初診日から5年以内に病気やケガが治り、障害厚生年金を受けるよりも軽い障害が残った時には、障害手当金が支給されます。

❷傷病手当金

傷病手当金は病気休業中の生活を保障するための制度で、病気やケガのために会社を休み、事業主から十分な報酬が受けられない場合に支給されます。条件を満たしていれば、1日につき標準報酬日額の3分の2に相当する金額が支払われます。

また、高次脳機能障害の認定には、医師の診断書が必要になります。診断書の提出先や目的に応じて所定の様式があります。高次脳機能障害の症状と日常生活への影響や困っている点について、具体的に記載してもらうことが重要です。

❸労災補償

労災補償は、労働者が仕事中または通勤途中でケガをしたり病気になった場合等に、その治療費や障害への補償を行うもので、**療養補償給付、休業補償給付、傷病補償年金、障害補償給付**などがあります。

ⅰ）療養補償給付

業務災害で負傷・疾病した労働者が療養する場合に支給される保険給付です。相当な理由がある場合には、療養に要した費用が支給されます。

ⅱ）休業補償給付

労働者が業務上の負傷・疾病により療養を要し、その療養のため労働することができず、賃金を受けることができない時に支給される保険給付です。

iii）傷病補償年金

療養開始後1年6か月経過した日または同日後において、傷病等級に該当する傷病を有している場合に支給される保険給付です。

iv）障害補償給付

業務上の傷病が治癒し、障害が残った時に支給される保険給付です。障害等級に応じて、年金または一時金が支給されます。

❹医療費の助成

ⅰ）自立支援医療

（精神通院医療費の公費負担）

精神疾患で治療を受ける場合、外来への通院、投薬、訪問看護など、健康保険の自己負担の一部を公的に支援する制度です。入院は対象となっていません。

ⅱ）高額療養費制度

入院や外来治療などの医療費が高額になった場合、本人の所得状況に応じた自己負担限度額を上回った金額については、加入している医療保険から後日、高額療養費として支払ってもらうことができます。

ⅲ）心身障害者医療費助成制度

（重度心身障害者医療費助成制度）

都道府県や市町村による、心身に重度の障害がある人の医療費を助成する制度です。自治体によっては精神障害者保健福祉手帳の所持者が対象となっています。

iv）労災補償

労働者が業務中や通勤途中でのケガや病気で治療が必要な時に、治療費などが支給されます。

v）医療費控除

生計を一にする家族の医療費が、1月～12月の1年間で10万円を超える場合には、確定申告を行うと所得税の控除を受けられます。ただし、同じ期間の総所得金額等が200万円未満の人は、総所得金額などの5％の金額を超える場合に控除が受けられます。

② 環境調整

環境調整の方法

　高次脳機能障害のある人が安心して生活をしていくためには、**環境調整**が重要です。環境調整のキーワードは**構造化**です。構造化とは、「わかりやすくすること」です。物は使いやすくしまいやすい場所に置く、家族のスケジュールはカレンダーに書き、見やすいところに掲示する、シンプルで一目瞭然にするなど、生活全体の構造化を検討します。

●施設生活の場合

　生活の場でも、長く住み慣れた自分の家であればあまり迷うことはありませんが、施設などでは部屋の入り口に目印をつけたり、通路にテープや案内表示（写真4-1）を貼ったりするなどの工夫をします。

▼写真4-1 通路の案内表示

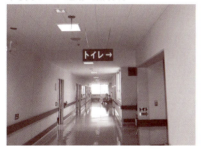

▼写真4-2 リマインド用のゲート

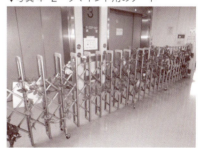

＊鍵はかかっていないが、「ここから先は外である」という目印になっている

● 在宅生活の場合

　単身や日中独居で在宅生活を送る場合には、火の元や戸締りの確認のためにチェックリストを作成して目につくところに貼る、洗濯機やレンジなど電化製品の利用については手順を書いたものを電化製品の目立つところに貼る、1日にやるべきことをスケジュール表に書いて終わったらチェックする、服薬は薬箱にあらかじめセットしておいたり、服薬カレンダーを利用して飲み忘れを防ぐ、ごみ出しの日はカレンダーに印をつけるなど、外的な補助手段の活用を試してみます。また、大切なものを保管する場所を決めておく、必要な衣類だけを一目でわかるように透明な衣類ケースに整理をし、ラベルを貼ってわかりやすくするなどの工夫も有効です。

▼写真4-3 マット状の徘徊防止センサー

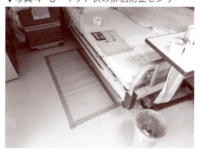

　また、徘徊などがある場合には徘徊防止センサー（写真4-3）、危険や失敗を回避するためにはタイマーやアラームを用意したほうがよいこともあります。これらはハード面での構造化です

が人的支援というソフト面での構造化も重要です。

環境調整の留意点

　このように環境調整をしていく際に、複数の支援者がそれぞれ異なるアドバイスをすると混乱が生じかねません。支援者は情報を共有し、目標を一致させて、同じアドバイスをします。また目標やそれを達成するための方法についても、わかりやすい文章で記載し、図示したものを作成することが、支援全体を構造化することにつながります。

　また施設などでは、困った時に誰に相談すればよいかをはっきりさせます。職員の役割分担を明確にし、やるべきことと、してはいけないことのルールをはっきりさせる、スケジュールを一定にするなどの構造化を検討します。また、社会的行動障害でトラブルが生じるような場合には、行動を誘発する刺激となる言葉や物、状況を特定し、刺激を少なくするような方法を検討するとよいでしょう。

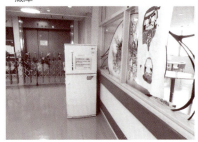

▼写真4-4　誰からも見える場所に置いた冷蔵庫

＊自分の物には名前を書き、他人の物は食べないというルールが定着することで、トラブルを回避する

地域づくりも含めた環境調整

　高次脳機能障害のある人に限りませんが、やりたいことやできることがある、身近に信頼できる人がいる、困った時に助けてくれる人がいる、といった環境であれば、比較的安定して過ごすことができます。

　高次脳機能障害のある人は、環境との相互作用で安定した生活が営

めるようになる反面、環境が変化すると容易にその影響を受け、混乱したりトラブルが発生したりすることがあります。それゆえに環境調整が重要となります。

また、高次脳機能障害は他の人からわかりにくい障害であるため、誤解を受けたり、孤立したりしがちです。生活する地域に理解者を増やしたり、地域で相談にのったり、受入機関を増やしたり、関係機関がスムーズに支援に加わるように働きかけたりするなど、地域の支援体制を整備することも重要な環境調整の一つです。

3 生活支援

生活支援には具体的に、①**ADL**(activities of daily living：**日常生活動作**)、②**健康管理**、③**社会参加**、④**コミュニケーション**などに関する支援ニーズに対して行います。在宅では家族やホームヘルパー、施設では支援員や介護福祉士などの職員がこれらの支援を担います。

①ADL（日常生活動作）

ADL(日常生活動作) には、「移動」「衣服の着脱」「食事準備・後片付け」「トイレの誘導」「入浴」「洗面・歯磨き・髭剃り・化粧などの整容」などがあり、それらを支援します。

高次脳機能障害がある人の場合、手足の動きを介助するというよりも、自分でやろうとしない、あるいは手順がわからない時に介助が必要になります。たとえば入浴では、浴槽に入ることや身体を洗うこと自体はできても、身体の一部しか洗わない、泡だらけのまま出てくる、髪を洗ったことを忘れて何度も洗う、洗う手順を忘れる、水を出した

まま、などの状況に対して、**声かけ**や確認が必要になります。また勧めても何日も風呂に入ろうとしないこともあります。

意欲・発動性が低下している場合には、ADLの一つひとつに声かけをして行動の開始を促すことで習慣につながります。

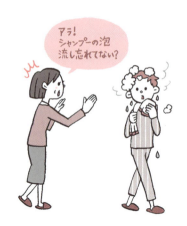

②健康管理

健康管理に関する支援には、「生活リズムの維持」「通院」「診断結果や説明の理解」「服薬」「病気の予防」などがあります。

生活リズムの確立は安定した生活の基本です。外とのつながりが途絶えると、昼まで寝ていて昼夜が逆転しやすくなります。夜は寝る、朝は目覚めるように促し、生活リズムを維持できるように支援が必要になります。

また、通院のみであれば一人でできても、自分の状況を医師にきちんと説明することや、医師から受けた診断結果や説明を正しく理解して家族に伝えることが不十分なために、家族が受診に付き添う場合があります。

服薬は、代償手段を活用して自分で管理している場合もありますが、最初は家族が確認や見守りをして、服薬の目的を繰り返し説明するような支援が必要な場合もあります。

そのほか、欲求のコントロール低下による食べすぎ、飲みすぎ、タバコの吸いすぎ、運動不足などもあります。1日の摂取量を具体的に決めて、約束し、病気の予防をします。

③社会参加

社会参加に関する支援には、「金銭管理・出納（すいとう）」「外出」「買い物」「交通機関・娯楽施設利用」「時と場所に適した服装」「衣類や身の回り品、居室整理」「飛び出しや多動など、突発的な行動」「強いこだわり」「活動性の低下」「スケジュールや時間の管理」「食行動の異常」などがあります。

● 金銭管理・出納

金銭管理の支援には、通帳やキャッシュカードをなくす、暗証番号を忘れる、いくら使ったか覚えていない、というような記憶障害に関すること、お金を計画的に使えないという遂行機能障害に関すること、欲しいものを我慢できないというコントロール低下に関することなどが考えられます。

状況によって支援の方法は異なりますが、一般的には本人が管理できる範囲（たとえば、1日500円、1週間5000円、1か月2万円など）を決めてお金を渡します。小遣い帳に金銭出納の記録をつけることを習慣化すると、金銭管理の自覚が促されることがあります。

● 交通機関の利用

交通機関の利用では、行き先に応じて路線や最寄り駅を選ぶ、時刻を調べる、必要であれば切符を買う、行き先を確認して乗る、乗り換える、目的地で降りるなど一連の行動が必要です。また、交通機関のトラブルが発生した場合には代替手段を講じる支援が必要になります。

同行支援が必要な場合もありますが、決まった経路や慣れた場所であれば、乗るべき電車、時間などのメモを準備しておけば単独で可能になることもあります。困ったら携帯電話やスマートフォンで連絡をとる練習をすることもあります。

●スケジュール管理・時間管理

　スケジュール管理や時間管理についても支援の必要性を検討します。就労や就学などの社会参加を目指す場合には特に重要です。強いこだわりや、活動性の低下、パニック、食行動の異常、対人トラブルなどの社会的行動障害にも支援が必要です。また、感情のコントロール低下による暴言・暴力も社会参加に影響します。外では穏やかな人が、家に帰ると暴れて家族が大変なストレスにさらされていることもあります。家庭での様子を聞き、これらの行動があれば家族支援も含めて対応を検討します。

●食行動の異常

　食行動の異常としては、欲求のコントロールの低下により、「あるだけ食べてしまう」という問題があります。その場合、一人分だけ小分けにして本人の目の前に置く、菓子類は見えない場所に保管するなどの対応をします。普段は問題がないように見えても、バイキングや回転寿司などに行くと食べるのを止められないという事態になることがあります。

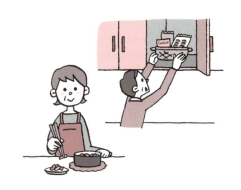

④コミュニケーション

　コミュニケーションに関する支援には、「手続きのための資料作成」「パソコンの操作」などがあります。家庭によっては、混乱を避けるために本人が電話に出ない約束をしたり、連絡先を限定したりするなど決めている場合もありますが、支援ニーズがないということではあり

ません。

　コミュニケーションで問題になるのは、集団での会話に取り残されたり、理解や伝達が不十分なために誤解を生んだりして、対人関係に影響を及ぼすことです。支援者が理解を助け、輪に入れるように声をかけるなどの支援が必要なことがあります。

⑤その他

　家族が在宅生活で支援していることに、「契約行為」「各種書類の作成」があります。なかには勧誘やキャッチセールスなどに引っかかり、家族が取り消し手続きに奔走（ほんそう）する例もあります。日常生活が自立している人でも、不測の事態への対処は難しく、家族による代行あるいは**日常生活自立支援事業制度**や**成年後見制度**を利用している場合が少なくありません。

●日常生活自立支援事業制度

　日常生活自立支援事業制度とは、高齢や障害により判断能力が不十分な人や、一人で契約を結ぶことに自信がない人が利用できる制度です。まず、**市区町村の社会福祉協議会**で専門員が相談に応じ、一人ひとりの状況にあわせて、本章で紹介しているような福祉サービスの利用契約や、日常生活上の事務手続き、預金の出し入れ、公共料金の支払いなどを、担当の**生活支援員**が手伝います。

　本制度は本人に利用する意思があり、契約内容がある程度理解できることを前提としています。契約できるだけの判断能力がなくなった場合には、より適切な援助や成年後見制度の利用を支援します。

●成年後見制度

　成年後見制度とは、高齢や障害により判断能力がない人を保護するための制度です。本人の判断能力により、**後見**、**保佐**、**補助**の三つの

形があります。日常生活自立支援事業制度と似ていますが、施設への入退所契約、治療・入院契約、不動産の売却や遺産分割、消費者被害の取消など、より大きな財産管理や生活全般の支援に関する契約などの法律行為を支援します。

生活訓練

生活訓練は、利用者が日常生活能力や社会活動能力を高め、日々の生活の安定と、より積極的な社会参加ができるようにすることを目的としています。実施にあたっては、①評価、②計画、③実施、④効果測定という流れで行われます。

高次脳機能障害のある人の場合、訓練を通して障害に対する認識を高め、その代償手段を獲得することが大きな課題です。また、本人に対する直接的な訓練のみならず、家族への働きかけも含めた環境調整も重要です。

評価

まずは、**障害者ケアマネジメント**の手法を用い、本人の生活状況や置かれている環境の状況を理解し、本人や家族の希望を引き出し、主訴から具体的な支援ニーズを探します。医学的評価や神経心理学的評価があれば、それらも参考にします。

評価は、得られた情報と個人の特質とを関連づけ、目標への到達度の把握や予測的な解釈に用います。個人の特性や問題を把握して、介入方法や行動変容の可能性などを検討し、社会生活力の向上や適応のためのリハビリテーション計画を策定するために必要なプロセスです。

また、活動や社会参加の困難さについて、個人の価値観、障害の多様性、環境との相互作用性など、さまざまな状況を勘案して行います。訓練終了後の活動や参加の場を想定した模擬的な訓練環境を設定することや、現実的な社会環境との調整を通して実施されることが望ましいです。

　評価は、訓練初期、中期、終期に行い、的確に解釈するための判断や重みづけでは支援者の専門性が重要な役割を果たします。

　なお、評価にあたっての留意点は以下のとおりです。

> **留意点**
>
> □障害の認識が不十分で、主訴と現実にギャップがあることが多い
>
> □認知障害や社会的行動障害は、外見からわかりにくい。しかし、普通の対応が可能な場合もあるため、本人と家族の双方から話を聞くことが必要である
>
> □生活ニーズを探す際には、支援ニーズ判定票をはじめ既存の標準化された判定票を用いる
>
> □わかりにくいことや聞きにくいことは信頼関係ができてから聞く

計画

　次に、評価で得られた情報をもとに、将来的な目標とそれにむけての課題を整理します。本人や家族の希望だけでなく、実際の生活状況もよく把握したうえで、本人にとって真の課題は何かを明らかにします。そして本人や家族と十分話し合ったうえで、具体的な課題とそれ

に対する訓練(支援)内容、支援の担当者、期間等を確認し、**訓練(支援)計画**を立てます。

なお、計画を立てる際の留意点は以下のとおりです。

> **留意点**
>
> □ 計画を立てるにあたって、本人あるいは家族の希望と現実との間に大きなギャップがある場合、長期的な目標とともに短期目標を設定して支援を行い、その結果をフィードバックし、また新たな目標設定をしていく作業のなかで、現実的な目標へと近づけていく
>
> □ 短期目標は、具体的で本人にわかりやすい内容と言葉で設定する
>
> □ 認知機能障害や社会的行動障害の影響が大きい場合は、生活リズムの確立や生活管理能力の向上を目指す
>
> □ ADLに大きな支障がない場合、実際の体験を通して社会生活能力を高めるよう対応する
>
> □ 連続したサービスの観点から、その後のプログラムを用意する

実施

実施にあたっては、①**生活リズムの確立**、②**生活管理能力の向上**、③**社会生活技能の向上**、④**対人技能の向上**、⑤**障害の自己認識・現実検討**、⑥**必要とする支援の明確化**、⑦**家族支援**と順序立てされます。

明確な日課や生活の枠を用意し、実際の体験場面を多くもつことや、訓練や生活場面で起きた問題は、その場で本人に返し行動の修正を促す**リアルフィードバック**の手法を重視した訓練・支援を行います。

❶生活リズムの確立

　記憶の問題や発動性、意欲の低下などから、自ら日課を組み立て生活することが難しく、ベッドで過ごす時間が多くなったり、昼夜逆転といった生活時間の乱れが生じたりすることも多くみられます。このような人に対しては、施設内での生活を通して、規則正しい生活習慣を身につけてもらうことや日中の活動性を高めるためのはたらきかけをします。

　感情や欲求のコントロールが難しく、日課の遂行や対人面で問題が生じやすい場合も、明確な生活の枠組みを提示することで安定へとつながることも多く、日課の流れに沿って生活リズムを確立して生活できるよう、そのつど、声かけ、誘導、確認などを行います。

　なお、生活リズムを確立していく際の留意点は以下のとおりです。

留意点

- □ 本人に不安や混乱を与えないために、1日の予定や週間スケジュールをわかりやすいかたちで提示する
- □ 日中は、活動性を高めるためにも、さまざまな訓練や活動を用意する。ただし、その人に適した活動の量や内容を見極めつつスケジュールを組む
- □ 訓練と訓練の間の空き時間をできるだけなくし、連続した訓練スケジュールとすることで、本人も行動しやすく生活が安定する場合もある
- □ 施設での生活が大きなストレスとなっていないか観察する

□ 精神的に落ち着かず訓練への参加状況も日によって変化が激しい場合、スタッフ間で「連絡ノート」を記載し、定期的に(週単位くらいで)スタッフミーティングを開き、スタッフ間の情報の共有と対応の統一を図る

> !支援のヒント

　施設での入所生活では周囲の人たちと同調した行動が必要となるため、多くの場合は自然に生活のリズムがつきます。通所の場面も、それ自体が生活の軸となるため、生活のリズムがつきます。個々の状況に応じて週1回から週5回の利用へと、段階的に通所回数を増やすとよいでしょう。

❷生活管理能力の向上

　生活管理能力の向上には、日課の管理や服薬管理、金銭管理が大切になります。

　まず**日課の管理**にあたっては、日課に沿って自ら行動できるようにするために、スケジュール

▼写真4-5　スケジュール確認の様子

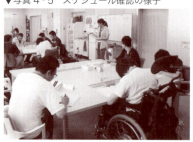

▼写真4-6①　スケジュール表

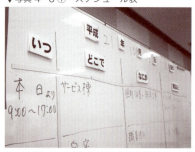

▼写真4-6②　自分のスケジュール表

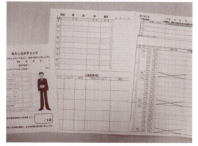

＊ホワイトボードを見ながら自分のスケジュールを確認する

表の活用など、代償手段の獲得を図るとともに、わかりやすい目印や案内表示をつけるなどして生活しやすい環境を整えます。

たとえば、スケジュール表や手帳など本人に適した代償手段の定着を図ります。訓練開始前に「チームミーティング」の時間を設け、参加メンバー間でその日のスケジュールを確認します（写真4-5、4-6）。訓練の終了後も「集まり」を設けて、1日の振り返りを行って、記憶の呼び起こしや代償手段の必要性を認識してもらいます。

なお、スケジュール表の作成にあたっての留意点は以下のとおりです。

留意点

- 見てわかりやすいシンプルなものにする
- 情報はできるだけ一つに集める
- 週間あるいは日ごとのスケジュール表にするかを決める
- 支援者が書いたものを用意するか、自記式にするかを決める
- 行ったことを自ら確認するために、一つの日課が終了するごとにスケジュール表にチェックや記録をしてもらう
- 本人の現在の能力に合ったものを選ぶ。関係スタッフとも連携して、時間ごとに確認の促しなどして定着を図る
- 持ち歩く時は取り出しやすくすぐ目に入るように、またどこかに置き忘れないように、首から下げて携行するなど工夫する

服薬管理にあたっては、毎回渡しから1日渡し、1週間渡し、と段階的に自己管理の幅を広げます。チェック表を渡して、服薬ごとにチェックしてもらいます。また1回分ずつ分けて入れられ、服薬の確認がしやすいカレンダー型のポケットケース（写真4-7）や薬ボックスを活用

します。

　金銭管理にあたっては、持っていればあるだけ使ってしまう場合もあるため、計画的な使用ができるように、管理の方法について本人や家族と話し合い、期間と金額を決めて渡し小遣い帳をつけてもらいます(写真4-8)。定期的に小遣い帳と残高の確認を行い、管理に対する意識化や習慣化を図ります。

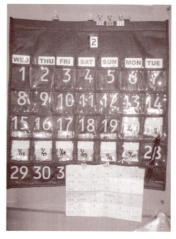

▼写真4-7　カレンダー型のポケットケース

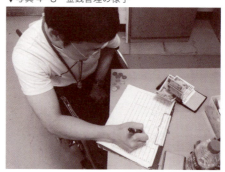

▼写真4-8　金銭管理の様子

! 支援のヒント

　スケジュール管理では携帯電話、スマートフォン、タブレットが有効な場合もあります。シンプルに構造化されているものを選び、代償手段として活用しましょう。

❸社会生活技能の向上

　地域での生活にむけて、また本人の将来目標に合わせて、買物・市

街地移動・一般交通機関利用などの外出訓練、調理訓練（写真4-9）、あるいは一戸建ての建物を利用しての生活体験実習などを通じて、**社会生活技能の向上**を目指します。

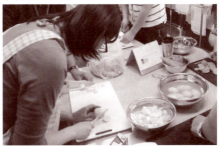

▼写真4-9　調理訓練の様子

＊調理は段取りや作業分担など、認知機能の応用が求められる

　実際場面で評価し、その問題点を本人に**フィードバック**して訓練を積み重ねます。身体機能面からくる障害と高次脳機能障害の双方の問題について評価し訓練します。

　なお、外出訓練にあたっての留意点は以下のとおりです。

留意点

- [ ] 外出訓練はその場での状況判断や応用を求められることが多く、高次脳機能障害のある人にとっては苦手なことでもある。まずは目的やコースを限定して、ステップをふんで実施する。趣味や文化活動を目的にすると、生活の広がりも期待できる

- [ ] 決まった行程に沿って行動できていても、途中で別の用件が入ったり変更があったりするとそれに対応できない場合があり、そうした状況も把握する

- [ ] 通勤や通所など、将来利用する場面が明確な場合、実際に利用するコース・時間帯で訓練し、実用化を目指す

- [ ] はじめて行く場所や経路では単独での移動は困難でも、住み慣れた場所であればほとんど迷うことなく行動できる場合もあり、そうした状況についても把握する

❹対人技能の向上

　施設での集団生活は「擬似社会」における生活体験の場でもあり、その中での日課の遂行や対人交流を通して、**対人技能の向上**など得るものもあります。集団生活では対人トラブルも生じますが、その場で客観的な事実を本人にフィードバックすることで自らの障害に対する認識を深める機会ともなります。

　訓練場面や集団生活の中で問題が起きた場合、その場で事実を説明し行動の修正や望ましい行動を指示する**リアルフィードバック**を行います。また、対人技能の獲得などを目的に、**グループプログラム（グループワーク）**を行います。

　グループプログラムでは課題に対し、メンバー間の意見交換や役割分担、計画・実行・反省といった過程を通して、対人技能の向上を図ります。グループの内容としては、福祉制度や社会資源などを学ぶためのグループ、外出計画や新聞作りなど企画を達成するためのグループなどが考えられます。

　なお、グループプログラムにあたっての留意点は以下のとおりです。

留意点

- まずはグループが成立するよう、メンバー構成に配慮する
- できるだけ１回の活動の時間内で、実施した結果をメンバーに返す
- 継続して取り組む課題は毎回、グループの目的、現在取り組んでいる内容、前回行ったことなどを確認しながら進める

❺病識欠如の解消・現実検討

病識欠如の解消のためには、できるだけ実際の体験をしてもらい、そこで出された結果を本人にフィードバックしつつ、**現実検討**を進めます。それには以下のような手段が考えられます。

❶ 「❹対人技能の向上」と同様に、訓練や生活場面を通して**リアルフィードバック**する。
❷ グループでのメンバー間のやり取りを通して、自らの課題を考える機会を作る。
❸ 地域で生活している当事者の話を聞く。
❹ 模擬職場的な訓練場面を活用した作業体験を行う。
❺ 利用可能な社会資源について情報提供し、見学を行う。
❻ 就労継続支援事業所や一般企業などで実習する。

なお、実施にあたっての留意点は以下のとおりです。

留意点

☐ 社会資源の見学や実習先は、利用者の将来の生活拠点をふまえて選ぶ
☐ 実習の結果は、実習先の職員から直接本人に伝えてもらい、家族も同席できるようにする

❻必要とする支援の明確化

障害の自己認識や現実検討が進むなかで必要な支援の内容も明らかになりますが、障害の特性から本人が自分にとって有効で現実的な生活設計を考えることが難しい場合もあります。その場合は、支援者が本人の状況に合わせて環境調整を行い、今後の社会参加場面や支援体制を整えます。

本人の認識と客観的な評価との間に大きなギャップがある場合、そこに到達するまでの最初のステップとして、今何が必要かということに重点を置いて検討を進め、**必要とする支援の明確化**を行います。

　支援者が考えた支援内容や今後の方向性について、本人が消極的であったり拒否的であっても、実際に試してみると比較的スムーズに適応する場合もあります。ここでも**体験**が大切であるといえます。一方、結果的に適応しない場合もあり、その時の問題の整理や支援体制の再構築も含めた支援が必要です。

> **！支援のヒント**

　支援体制を考えるにあたっては、友人や同僚、ボランティアなどのインフォーマルな社会資源の活用も考えましょう。そのため、これらの社会資源がどのようなものなのかなど事前に十分なオリエンテーションを行います。このような社会資源を活用することで、対人技能を身につけたり、話し相手を得て精神的安定が得られたり、生活意欲を高めるきっかけとなったりします。

❼家族支援

　家族にとって、身内が障害を負ったことに対する精神的な打撃は大きく、またその障害を理解し受け止めるまでには相当の時間を要します。このため本人同様、家族に対しても不安や負担の軽減を図る**家族支援**が必要です。

　また、本人だけでは生活を組み立てて遂行していくことは難しく、何かしら他者の支援が必要になります。そうした支援体制を作っていくうえでも、家族の障害理解と協力は不可欠です。

　家族からの相談に対する個別の支援とともに、社会資源についての情報提供、勉強会や家族懇談会の実施、地域の当事者団体の紹介など

を継続的に行います。

なお、家族支援にあたっての留意点は以下のとおりです。

> **留意点**
> □ 家族が孤立することのないように支援する
> □ 受傷・発症してからの期間について考慮し対応する

高次脳機能障害のある人の家族には、本人の言動が受傷前と大きく変わってしまったことに対する戸惑い、受傷前と変わらない部分とうまく対処できなくなった部分が混在していることへの戸惑い、脳外傷者では比較的年齢の若い人が多く、将来の不安がある一方、回復への大きな期待もあります。このような個々の家族の気持ちや立場をよく把握し、丁寧な対応を心がけます。

効果測定

生活訓練の**効果測定**は、医学的リハビリテーションを経て、なお残存する障害の状態に基づき、日常生活や社会活動に必要な力を高め、社会生活への適応を図ることが重要な視点になります。すなわち、労働能力や日常生活能力、社会活動能力などの**社会生活困難度(社会生活能力)**が、訓練介入の前後でどのように改善されたかを評価することによって効果測定ができます。

また、**サービスの質**について、終了時に利用者や家族の意見を聞くことも有効です。利用してよかったことや悪かったこと、問題点、利用目的の達成状況、訓練メニューの有効性、職員の対応などがあげられます。

さらに、成果の評価だけでなく、**プロセスの評価**も重視すべき点です。社会生活困難度の改善、利用者の満足度に加え、**サービス提供体制**についても総括されることが求められます。サービス提供者の意識や専門性、的確なプロセスの評価などを含めて、総合的に評価します。

　なお、効果測定にあたっての留意点は以下のとおりです。

> **留意点**
>
> □ 利用者と家族による効果測定は、**満足度調査（アンケート）**などを実施するとよい
> □ プロセスやサービス提供体制の効果測定は、**福祉サービス第三者評価基準ガイドライン**などを参考にするとよい

その他

　高次脳機能障害のある人には、長期的かつ包括的な支援が求められます。地域への移行に際しては、関係機関に障害を理解し適切な対応をしてもらうため、本人や家族の同意を得たうえで、本人の障害特性や行動特性、支援方法などについて、文書などを用いて情報提供を行います。また、関係スタッフ間で支援会議を行い、今後の支援の方向性や内容を整理して、支援の連続性を図ります。

3 働くための支援

押さえておきたい支援知識 chapter 4

① 支援サービスの種類

▶ 状況・場面に応じた支援サービスの利用

　日常生活で明らかになる高次脳機能障害の症状には、「新しいことが覚えられない」「作業中のミスが多発する」「集中力がない」「すぐに怒る」「動作が緩慢になる」「並行作業をすると混乱する」「臨機応変に対応できない」「疲れやすい」などがあり、職業生活にも少なからず影響します。また、原因となる傷病や損傷部位によって、一人ひとり現れる症状も異なります。

　さらに、年齢や職種によって、はじめて就職活動を行う場合、職場への復帰や再就職を目指す場合など、状況もさまざまです。本人が1日でも早く就職や復職をしたいと望んでも、仕事に適した状態まで必ずしも回復していないことがあります。それぞれの状況に応じて、長期的な観点で安定して働くために、相談や準備、就職活動、復職、職場定着など、場面に応じた支援サービスを利用することができます。

▶ 安心して働くための支援サービス

　図表4-1に示すように、就労を支援する機関にはいくつか種類があります。主に就労に関する相談を受ける機関や、利用者が毎日通って

働くためのリズムを整えるための機関、一般の事業所で働くことが困難な場合に就労の機会と生産活動の場をもつための機関など、それぞれ専門とする領域が異なります。

以下、機関ごとに役割を紹介します。

▼図表4-1　就労を支援する機関

就職・復職にむけた相談	就労準備	求職・復職のための活動	職業適応・職業生活支援
職業相談	←連携→ i）ハローワーク（公共職業安定所）	職業紹介・就職面接会	
	職業評価　職業準備支援　ii）地域障害者職業センター		職場適応支援（ジョブコーチ支援を含む）
	iii）障害者就業・生活支援センター 基礎訓練・職場実習・生活に関する助言		
		iv）障害者職業能力開発校 職業訓練	職場定着支援
		vi）就労移行支援事業所 一般就労にむけた訓練	
		vii）就労継続支援事業所 福祉的就労	

＊平成30年4月1日施行の法改正で、「就労定着支援」が施行されます

i）ハローワーク

（公共職業安定所）

個々の障害の状況や適性、希望職種などに応じて、職業相談、職業紹介、職場適応のための助言を行います。障害者に限定した求人のほか、一般の求人に応募することもできます。そのほか、面接に同行するサービスや就職面接会も実施しています。

なお、職業紹介を行うにあたり、地域障害者職業センターにおける専門的な職業リハビリテーションや、障害者就業・生活支援センターにおける生活面を含めた支援を紹介するなど、関係機関と連携して支援を行っています。

ii）地域障害者職業センター

都道府県に1か所以上あり、障害者手帳の有無を問わず、障害のある人を対象に、就職・復職にむけての相談、職業能力などの評価、就職前の支援（職業準備支援）、就職後の職場適応（職場適応支援；ジョブコーチを含む）のための援助などのサービスを提供しています。

iii）障害者就業・生活支援センター

より身近な地域において、雇用や保健福祉、教育などの関係機関の連携拠点として、就業面および生活面における一体的な相談支援を実施します。

iv）障害者職業能力開発校

障害のある人が働くうえで必要な基礎知識や技術を身につけるための職業訓練を行います。全国19校の障害者職業能力開発校のほか、全都道府県において企業や社会福祉法人、NPO法人、民間教育訓練機関など、地域の多様な能力開発施設を活用して、個々の障害者に対応した内容の委託訓練を実施しています。詳しくは、障害者職業能力開発校、ハローワークにて相談することができます。

v）障害者就労支援センター

（市区町村障害者就労支援事業など）

ⅰ）～ⅳ）のほかに市区町村が障害者就労支援センターを設けている場合があります。より身近な場所で、就労を支援するとともに、障害者の家族や関係者、企業等に対しても相談支援や調整を行います。

vi）就労移行支援事業所

65歳未満で、企業などでの一般就労などを希望し、適性に合った職場への就労が見込まれる人を対象として知識・能力の向上、実習、職場探しなどを行います。標準的な利用期間は2年間で、前期・中期・後期に分けると、前期に基礎体力の向上や集中力・持続力の習得訓練を施設内で行い、中期に職場見学や一般企業での実習、後期に就職活動やトライアル雇用を行います。平成30年からは、事業者・家族との連絡調整等の支援サービス（就労定着支援）が新設されます。

vii）就労継続支援事業所

一般企業などでの就職が困難な人が、就労の機会をもつとともに、生産活動を通じて知識と能力の向上のために必要な訓練などを行うことを目的としています。利用者が事業所と雇用契約を結び、原則として最低賃金を保障する「雇用型(A型)」と、契約を結ばない「非雇用型(B型)」があります。旧支援体系の授産施設や福祉工場などの多くが就労継続支援事業所に移行しています。

❷ 就労移行支援

▶ 就労移行支援の実施の流れ

　就労移行支援は、一般企業や在宅で就労を希望する人を対象に、障害者支援施設が提供するサービスの一つです。就労に必要な知識や能力を高めるトレーニングや、利用者の適性に合った職場探しのほか、就労後の職場定着の支援などを行います。一般的には図表4-2のよう

な流れで進めます。

▼図表4-2　就労移行支援の実施のステップ

❶初期面接と個別支援計画の策定
本人、家族、支援員が話し合い、課題を整理して計画を立てます。

❷職場体験・技能習得
模擬職場でのさまざまな体験（事務、軽作業、食品加工、機械製図、電気・電子、清掃、クリーニングなど）を通じて、適性を見つけたり、職業生活上のマナーを身につけたりします。

❸施設内外での職場実習
施設内の事務、郵便物仕分け、清掃、クリーニングなどのほか、地域のさまざまな事業所で実習します。

❹職業準備
履歴書の書き方や面接のマナーなどを身につけて就職活動をします。

❺就労マッチング・復職支援
支援者が、利用者の適性に合った職場探しや、事業所との仲介を支援します。

❻職場定着支援
支援者が、利用者や職場と連絡をとりながら、継続して働くための支援をします。

高次脳機能障害のある人のための就労移行支援

　高次脳機能障害のある人の職場での問題は、「一見何でもできそうなのに、仕事を任せると段取りが悪く、ミスが多い」といった、**外見と実際のギャップ**によるものや、他者から能力を低く評価されたと感じたことから生じるトラブルのほか、周囲が気になって集中できない、作業が誤っていないかどうか常に不安になるなど、記憶障害や注意障害、遂行機能障害、社会的行動障害の症状が組み合わさって現れます。
　就労移行支援サービスでは、本人や家族、支援者が、本人の障害と

生活上困難な部分を理解したうえで、どのような支援が必要であるかを明らかにし、代償手段の活用や環境調整などの可能性を検討します。

支援の要素としては以下のようなものがあります。

❶ 可能な業務、適応面など、職業上の課題を明らかにする。
❷ 職業的な障害理解をすすめ、補償行動の獲得を図ること。
❸ ❶❷を行ったうえで、本人にとって適切な職務を選択し、職場の環境調整などを行い、安定した就労の実現を支援する。

初期面接と個別支援計画の策定

安定して働くためには、まず基礎として**生活リズム**が必要です。そのうえに毎日きちんと**通勤**できること、そして職場での人間関係などの**適応能力**、最後に仕事が適切に行える**作業遂行能力**などの**積み重ね**が必要です。高次脳機能障害のある人への支援に限らず、支援者はこの安心して働くための積み重ねを押さえる必要があります（図表4-3）。

▼図表4-3 安定して働くための積み重ね

作業遂行能力
適応能力
通勤
生活リズム

就労移行支援の実施にあたっては、まず初期面接と個別支援計画の策定を行い、本人、家族、支援員が話し合い、課題を整理して計画を立てます。

●初期面接

初期面接のポイントは、安心して働くための積み重ねをふまえたうえで、情報を把握・確認することです。

初期面接で収集すべき情報は、本人の就労への意欲、希望する職種、

適性、就労経験と状況、支援の必要性、障害の状況などのほか、背景となる経歴、家庭状況、経済状況なども必要な情報です。就労移行支援のためのチェックリストを利用することも有効です。

●個別支援計画の策定

個別支援計画の策定では、本人・家族の同意のもと、面接で得た情報に基づいて**目標と期間**を決めます。高次脳機能障害のある人の希望は、初期の時点では必ずしも現実的でないこともあります。本人の合意が得られない場合は全面否定せず「長期目標」として聞き取り、実現可能な当面の「短期目標」を話し合って決め、適切な支援内容を選定します。

個別支援計画を示した**個別支援計画書**は、多くの支援者が共有するので、できるだけわかりやすく作成します。また、定期的にカンファレンスを開いて、モニタリングします。

職場体験・技能習得

初期面接と個別支援計画の策定をした後、模擬職場でのさまざまな体験を通じて、適性を見つけたり、職業生活上のマナーを身につけたりする**職場体験**をします。

職場体験とは、「模擬職場」=「職場」を意識して設定された環境で、復職もしくは新規就労するために、基本的な能力評価や能力開発を行います。

一般的には図表4-4のような流れで進めます。

▼図表4-4 職場体験の実施ステップ

❶スケジュールを決め、毎日の生活リズムを確立します。

❷作業（課題）を遂行し、できること・できないことなどを整理します。

❸職業に関する自己の意識（思考）を確認し、障害認識とのずれを把握します。

❹環境を調整し、補償行動を身につけます。

❺就労についての具体的な方向性を確立します。

作業場面

　職場体験や技能習得の**作業場面**では、作業内容や手順、難易度、適切な説明方法などを具体的に知ることが本人・支援者の双方にとって重要です。

　一般的には図表4-5のような流れで進めます。

▼図表4-5 作業場面の流れ

❶作業の内容・手順を確認します。

❷実際の体験を見ながら、支援者は適切に助言します（「△△はダメ」という助言を「○○にしましょう」と肯定的に伝えると不安が軽減することがあります）。

❸難易度を調整します（一度に二つの作業をすると間違える場合、工程を分けるなど工夫してミスを防ぎます）。

❹対処法を獲得し、環境を調整します（完成見本を目の前に置いて確認したり、気が散る場合は作業場所や席順を替えたりします）。

❺支援者は利用者の得意なこと、トラブルの原因、対人関係などを観察し、1日の振り返りの時間などにフィードバックします。

支援者は、本人が「できる仕事」「適した仕事」を探すとともに、どのような環境（周囲の対応や職場の配慮など）によって作業能力が改善し、安定した職業生活ができるようになるかを把握します。

▼写真4-10　集団での作業場面

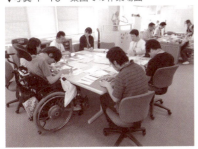

＊机上の作業だけでなく受注や計画も行う

▼写真4-11　野菜の栽培

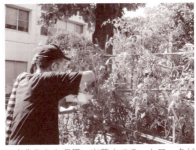

＊土作りから収穫、出荷までチームワークが大事

高次脳機能障害の症状から起こりやすい問題と対応

　高次脳機能障害の主症状として、記憶や注意のほか、判断力や遂行機能の低下がみられることがあります。よくみられる問題と対応方法は以下のとおりです。

●照合の課題などで注意ミスが減らない
→　定規を当てて確認し、1行ずつ「レ」チェックをつけるなどの方法を用いて、確実性を高めます。

●速度と正確さの二つを同時に要求されるとミスが増える
→　仕事は速度と正確さの両方が必要であるという点を意識するようにします。そのうえで、繰り返し作業することで、どの程度改善するかを確認します。

●注意すべきところが複数あると間違える

→　ファイリングの際に穴をあけるということだけに注意がむき、位置がずれる、複数の指示のあるコピー（拡大、両面印刷など）の際に何か一つ忘れるなどの問題がよくみられます。その場合は、同時に複数のことに注意を払うのが苦手になったことを認識するようにし、事前に確認事項を書き出して一つずつチェックしながら作業を進めるなどの対応方法を身につけます。

●効率が悪い・工夫や判断ができない

→　部品を取りやすい場所に置く、指示書を見やすい場所に置くなどの工夫が思いつかないことがあります。どの程度できるかの把握とともに、苦手であることを認識し、対応方法を一緒に検討します。

●複数の指示を一度に言われる、または複数の指示者から言われると混乱する

→　複数の指示を一度に言われると混乱する場合、「一つずつ言ってください」「メモを取るのでゆっくり言ってください」など指示者に言えるようにします。また、複数の指示者から言われると混乱する場合、指示者を一人にしてもらうなどの配慮を頼めるようにします。

●優先順位や段取りがつけられない

→　手順が決まっていない業務は、苦手になったことを周囲にも認識してもらいます。そのうえで、手順の確認がしやすい方法を検討します。

●メモを書いても活用できない

→　メモには、「必要なことを書く→必要時に確認する→適切に活用す

る」という能力が求められ、スケジュール帳に比べると高い能力が必要となります。対応方法として、スケジュール用の手帳と訓練用の業務ノートを分けたり、業務ノートは「作業」「事務」「PC」など内容ごとにインデックスを貼って、記載箇所を明確にしたりします。スマートフォンのお知らせ機能を使う人もいます。

● 思い込んで違うことをする
→ 原則的に、指示は「簡潔に」「具体的に」しますが、それでもわかりにくい場合はメモを渡す、支援者がノートに記載するといった対応もあります。

● 指示書を確認せずにミスを起こす
→ 指示書を活用することを習慣化します。指示書自体に目が向かない場合は、作業手順を書いた表示プレートを置く、機械に直接手順書を貼るなどの設定をすることもあります。

● 途中で作業手順や内容が変わる
→ そのつどフィードバックして確認し、手順が確立するまで繰り返します。作業内容の複雑さが原因の場合は、指示書の利用や工程の細分化などを検討します。見本を目の前に置いておく方法もあります。

● 間があくと再開すべき箇所がわからなくなる、または実施済と実施中が混在する
→ 昼休みなどで間があくと再開すべき箇所がわからなくなる場合は、メモを見て開始するように訓練する、メモの確認が定着しない場合は課題に「ここまで終了」と書いた付箋などを貼る、課題自体を忘

れる場合は机など目に入りやすいところに「午後は名簿作成から」などを明記した紙を貼る、など工夫します。また、実施済と実施中が混在する場合、「実施済」「実施中」を明記した表示プレートなどによりはっきりとわかるようにします。いずれも本人で対応できるのか、配慮が必要か、支援者が把握します。

適応方法を身につける

高次脳機能障害のある人の特徴のうち、**社会的行動障害**(依存性・退行、感情・欲求のコントロール低下など)によって、対人関係を円滑に保つことができないことがあります。また、記憶障害や注意障害、遂行機能障害などによって、指示を受けても、忠実に業務を遂行したり、報告したりすることができず、結果として就労継続が困難なことがあります。

そのため、これらの症状に対して適応方法を身につける必要があります。適応方法としては以下のようなものがあります。

❶ 就労において環境への適応が重要であることを意識するようにします。
❷ 支援者が行動を分析して課題を把握します。
❸ 問題点を現実的に把握するため、直接指摘します。
❹ 課題に対して、原因や対応方法を話し合います。

技能習得

就職するためにパーソナルコンピューター(PC)スキルの習得を希望する人はたくさんいます。しかし、技能習得は、障害の特性を理解していないと効果があがらないことがあります。実際に、PCの専門

学校を卒業したという理由で、PC関係の仕事に就職したものの、仕事にならないという場合もあります。

求められる技能が希望者の能力を超えていれば、部分的にできる、あるいは技能習得できても、仕事として活用することが困難な場合もあります。特にPC関連については、苦手になった能力を要求されることが多いので、作業課題の分析はより重要になります。

就労マッチング・復職支援

就労移行支援の後半では、**新規就労**や、元の職場へ復帰する**復職**のほか、一般就労が難しい場合は**福祉的就労**にむけて支援をします。

❶新規就労を目指す場合

まずは本人と家族の就職への意向を確認します。職場体験や実習中の状況を振り返り、目指す方向性を決定して、ハローワークで求職登録などを行います。そのほか、集団職業相談会への参加や、就職情報誌、新聞折り込みチラシ、インターネットなどからも可能性を探します。

職場実習は体験が目的であり、雇用を前提としていませんが、実習中に企業など事業所の理解が深まり、後日、正式に採用に至る場合もあります。

新規就労の支援にあたって、支援者が確認すべき情報は次のとおりです。

❶ 家族状況
❷ 居住地域
❸ 就労に関する本人の希望と実際の状況
❹ 障害と必要な支援の状況(生活面、作業面)
❺ 作業遂行の状況(適性内容、方法など)

❷元の職場へ復帰する復職の場合

　元の職場へ復帰する復職の場合、新規就労に加えて、以下のように**①職場情報の収集、②職場への情報提供、③職場実習、④復職と定着指導およびアフターフォロー**について確認します。具体的な確認項目は以下のとおりです。

①職場情報の収集
❶ 復職に関する事業所の意向
❷ 復職調整を行う事業所窓口担当者および産業医(いる場合)
❸ 休職期間、休業補償(傷病手当金、有給休暇)
❹ 配置替えの可能性
❺ 本人に合わせた業務創出の可能性
❻ 職場の業務内容と本人の職務
❼ 職場環境(物理的・心理的)
❽ 事業所の職務を訓練用に提供される可能性
❾ 職場実習の可能性

②職場への情報提供
❶ 復職への本人・家族の意向
❷ 本人の高次脳機能障害に関する説明
❸ 障害理解と配慮、代償手段の必要性
❹ 各種助成金制度

❺ 職場環境整備への助言
❻ アフターフォローに関する説明

③職場実習
❶ 実習計画（期間、時間帯、場所、実習内容、キーパーソン、通勤経路）
❷ 実習契約、保険
❸ 職場実習評価表によるチェック
❹ 実習のまとめと結果報告
❺ 必要に応じた再実習

④復職と定着指導およびアフターフォロー
❶ 問題解決方法と役割分担
❷ アフターフォローの期間の取り決め

一般就労が難しい場合

　障害のある人が、一般企業などで雇用契約に基づいて就業したり、在宅業務をすることを一般就労といいます。一般就労が難しいと思われる場合には、前述の就労移行支援や**就労継続支援事業所での福祉的就労**を経て、一般就労を目指すという選択肢もあります。

効果測定

　効果測定は、トレーニングや支援を行うことにより、どのように**改善・変化**したかを測ることを目的としています。

　それと同時に、支援者の技術が適切であるかを測るという側面もあります。効果測定の結果に基づいて、支援者は個別支援計画の修正や次の段階に移行する場合の再計画の策定が可能になります。

　効果測定にはモニタリングが不可欠であり、作業遂行能力や適応能力などの職業準備状況だけでなく、本人の障害理解の状況を明らかにする視点も重要です。

押さえておきたい
支援知識
chapter 4

高次脳機能障害の子供への支援

① 子供の社会参加とは

　子供の社会参加とは、「学校へ通うこと」といえます。高次脳機能障害のある子供の復学先としては、在籍していた通常学級が最も多いほか、特別支援学校、特別支援学級への転学があります。義務教育でない場合は退学してしまうことも少なくありません。

　復学後の学習では、「記憶に問題がある」「集中できない」「単純な計算はできるが文章題を理解できない」などの困難があります。一方、学校生活では特に友人や対人関係の問題が大きく、孤立やいじめにつながる場合があります。そのため、支援者は本人と家族を直接支援するだけでなく、教員や周囲の児童生徒、その保護者などにも障害について理解してもらうことが必要になります。

　また、進路については、多少の困難はあっても通常学級を希望する場合が多く見られます。学校には教科学習への対応について要望を出すけれども、学校生活や進路について相談するケースは少ないようです。学校生活上の問題は保護者が把握しきれず、進路は家族で解決しようとする傾向にあるといえます。障害についての理解の普及と、他職種・家族と学校の連携強化に、大きなニーズがあるといえます。

学校での「高次脳機能障害」

　現在、障害により通常学級における指導だけでは能力を十分に伸ばすことが困難な子供については、個々の障害種類・程度などに応じ、特別な配慮の下に、**特別支援学校**や小学校・中学校の**特別支援学級**、あるいは**通級**による指導において適切な教育が行われています。

　小学校・中学校の通常の学級に在籍しながら、**通級**による指導を受ける場合、対象となる障害の区分は、言語障害、自閉症、情緒障害、弱視、難聴、学習障害（LD）、注意欠陥多動性障害（ADHD）、肢体不自由、病弱・身体虚弱であり、「高次脳機能障害」あるいは「器質性精神障害」といった区分はありません。高次脳機能障害は**病弱教育⊃**の対象に含まれますが、実際には最も強く現れている症状、たとえば情緒障害や注意欠陥多動性障害などの区分で通級指導を受けている場合もあります。

> ⊃**病弱教育**
> 病気等により継続して医療や生活上の管理が必要な子供に必要な配慮をしながら行う教育。

 ## どの時期に復学を考えるか？

　中途障害の場合は、退院時に復学支援が始まるのではなく、傷病の受傷・発症直後から**教育の保障**を考える必要があります。中途障害は突然であり、回復過程において生活の場の変更を余儀なくされますが、それによって教育の機会が途切れてはなりません。

▼図表4-6　教育の保障（先進地域での復学支援の流れ）

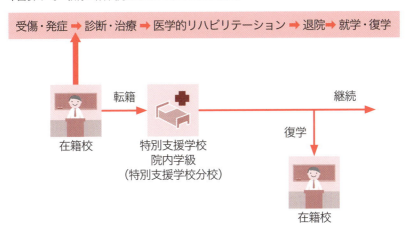

　高次脳機能障害のある子供の入院中の教育は、**院内学級（病弱教育）**で保障することになっています。院内学級がない場合は、病弱の特別支援学校に支援を求めることができます。その際、学校長に教育の保障を申し出ると、市町村教育委員会を経て、都道府県教育委員会が判断します。また、在宅療養中は特別支援学校から**訪問教育**を受けられます。

　教育の場は固定したものではなく、状況に応じて復学、転学手続きや環境調整が円滑に進まなければなりません。同時に、在籍校教員の理解促進、支援者の配置を考える必要もあります。

　支援を確実に行う方法としては、学校が作成する個別の**教育支援計画**に具体的な支援内容が盛り込まれる必要があります。

 支援サービス

　高次脳機能障害のある子供への支援にあたっては、**医療保険サービ**

ス、児童福祉法のサービス、**特別支援教育制度**など、さまざまなサービスがあります。

▶ 医療保険サービス

医療機関（病院や診療所）で受けるサービスです。

ⅰ）医療療育センター

（療育医療センター）
病気や障害のある子供の発達を支援するうえで必要なリハビリテーション医療を提供します。療育とは、医療・リハビリテーション・教育を通じて、障害のある子供が育つ過程で出る生きにくさや苦痛を軽減するための援助であるとともに、生活の豊かさを高める支援でもあります。病院のほかに、入所・通所支援、相談などの機能をもっています。

ⅱ）児童精神科

診療の対象は、広汎性発達障害や注意欠陥多動性障害（ADHD）などの「発達障害」、強迫性障害や不登校・ひきこもりを伴う「心因性精神障害」、統合失調症やうつ病などの「精神障害」をもつ、幼児期から思春期までの小児（概ね3〜15歳）です。多くの場合は子供の精神科治療の中心は外来診療ですが、興奮や衝動性の強い場合や、抑うつ、自傷、強いこだわりなどのため、本人や周囲の生活に強く影響を及ぼしてしまう場合には、入院治療を選択する場合があります。

iii) 小児神経科

診療の対象は脳、神経、筋に何らかの異常がみられる小児（概ね生後～15歳）です。行動や言葉で気になる症状が出た場合に診断・治療・助言等を行います。

児童福祉法のサービス

児童福祉法に基づくサービス利用については市区町村の児童福祉の担当課で相談できます。

i) 障害児相談支援

障害のある子供が通所支援を利用する前に、障害児支援利用計画を作成し、通所支援開始後、一定期間ごとにモニタリングを行うなどの支援を行います。

ii) 児童発達支援センター

通所して、日常生活における基本的な動作や、自活に必要な知識や技能を身につけたり、集団生活に適応するための訓練を行ったりします。福祉サービスを行う「福祉型」と、併せて治療を行う「医療型」があります。

iii) 放課後等デイサービス

学校に通っている障害のある子供に対し、放課後や夏休みなどの長期休暇中において、生活能力向上のための訓練などを継続的に提供することにより、学校教育と相まって障害児の自立を促進するとともに、放課後などの「居場所づくり」を行います。

特別支援教育制度

制度の利用については、在籍校、市区町村の教育の担当課で相談できます。

ⅰ）特別支援教育コーディネーター

保護者や関係機関に対する学校の窓口として、学校内の関係者や福祉、医療などの関係機関との連絡調整をしています。

ⅱ）特別支援学校

支援ニーズが比較的高い子供を対象に、一人ひとりの状態に配慮する専門性の高い教育を行う学校です。特別支援学校には幼稚部、小学部、中学部、高等部があり、視覚障害や聴覚障害、知的障害、肢体不自由、病弱・身体虚弱などの障害に対応しています。

ⅲ）特別支援学級

小学校や中学校の中にある少人数学級で、障害のある子供一人ひとりに応じた教育を行います。知的障害、肢体不自由、病弱・身体虚弱、弱視、難聴、言語障害、情緒障害などの障害に対応しています。

iv）通級指導

普段は小学校や中学校の通常学級に在籍し、ほとんどの授業を通常の学級で受けながら、障害の状態に応じた特別な指導を週1～8単位時間行います。言語障害、自閉症、情緒障害、弱視、難聴、学習障害(LD)、注意欠陥多動性障害(ADHD)、肢体不自由、病弱・身体虚弱などの障害に対応しています。

ⅴ）交流学級

特別支援学校と小学校・中学校との間では、学校行事や総合的な学習の時間、一部の教科学習のほか、作品の交換、インターネットによる交流も行われています。小学校・中学校の特別支援学級と通常学級の間でも、日常の学校生活のさまざまな場面で交流や共同学習が行われています。また、特別支援学校の子供たちが学校行事や地域活動を通じて地域の人に学習の様子を紹介したり、交流したりすることもあります。

5 各種の支援サービス

① 受傷・発症から社会参加までに関連するサービス

外傷性脳損傷や脳血管疾患などにより高次脳機能障害が残った場合に、地域に移行するまでには、図表4-7のようなサービスが関連します。

▼図表4-7 受傷・発症から社会参加までに関連するサービス

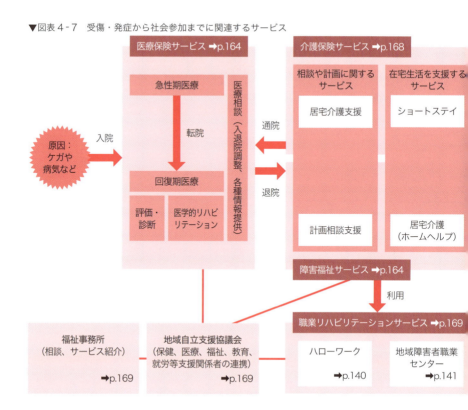

押さえておきたい
支援知識

chapter 4

これらのサービスには、おおまかに**医療保険サービス**、**障害福祉サービス**、**介護保険サービス**、**職業リハビリテーションサービス**の四つに分けられます。

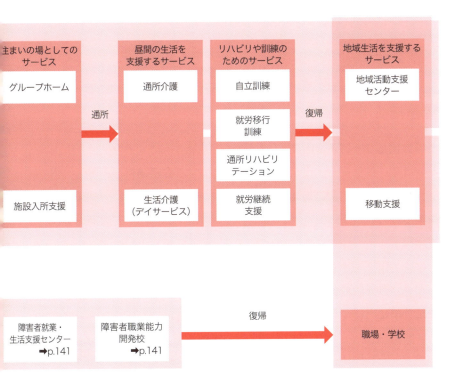

医療保険サービス

医療保険サービスとは、医療機関(病院や診療所)で受ける診療や治療などのサービスをいいます。費用(医療費)の一部または全部が、医療保険から給付されます。受傷・発症後に受ける急性期医療、評価・診断、医学的リハビリテーションによる回復期医療など、初期の時点から関連します。なお、退院後に行う**通院リハビリテーション**も医療保険サービスに含まれます。

▼図表4-8 病期と機関

病期	急性期	回復期	維持期
機関	救急病院	リハビリテーション病棟(療養病床) など	在宅、施設(療養病床)など
目的	専門的な臓器治療および廃用症候群、合併症の予防	急性期治療後に残る障害の改善および在宅復帰	生活の安定、QOL(quality of life)の向上、社会参加

障害福祉サービス

障害福祉サービスは図表4-9のとおり、入浴や排泄、食事の支援、あるいは創作的活動や生産活動の機会を提供する**介護給付**と、生活の自立や就労を目指す**訓練等給付**があります。また、市区町村が地域特性や利用者の状況をふまえて、相談支援や地域活動支援などの**地域生活支援事業**を行っています。市区町村の障害福祉担当窓口にて、相談および利用申請をすることができます。

なお、高次脳機能障害は**器質性精神障害**に分類され、**精神障害者保健福祉手帳**だけでなく、**自立支援医療受給者証**(精神通院医療)や**医師の診断書**(原則として主治医が記載し、国際疾病分類ICD-10コードを記載するなど精神障害者であることが確認できる内容であること)があ

れば、障害福祉サービスの支給申請をすることができます。

▼図表4-9　障害福祉サービスの体系

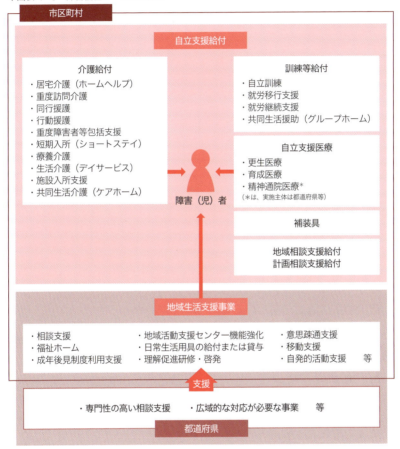

❶計画相談支援

　サービスを利用する前に、相談支援事業所の**相談支援専門員**が利用者の意向を聞き、どのサービスをどのように利用するか、一人ひとり**サービス等利用計画**を作成して提出する必要があります。この手続きを**計画相談支援**といいます。

相談支援事業所は、障害があり日常生活上の支援を必要とする人や家族の相談に応じ、関係機関と連携して、身近な地域で安心して生活できるよう支援します。なお、相談支援は窓口や電話、家庭訪問によって行います。

❷居宅介護（ホームヘルプ）

居宅介護（ホームヘルプ） ではホームヘルパーが、利用者の自宅を訪問して、入浴、排泄、食事などの介護、調理、洗濯、掃除などの家事、生活などに関する相談や助言など、生活全般にわたる援助を行います。介護保険サービスの「居宅介護支援」とは異なります。

❸生活介護（デイサービス）

生活介護（デイサービス） では、障害のある人が施設に通って、主に昼間に、食事、入浴、排泄などの介護、相談・助言のほか、日常生活上の支援サービスを利用します。創作的活動・生産活動の機会や、身体機能や生活能力の向上のためのサービスもあります。

❹自立訓練

自立訓練 では、障害のある人が、施設または自宅で、理学療法や作業療法などのリハビリテーションや生活に関する相談・助言などのサービスを利用します。コミュニケーションや家事などの実践的なトレーニングを中心に、復職を含めて地域での生活を支援します。なお、利用期間は2年以内です。

❺就労移行支援

就労移行支援 は、65歳未満で企業などでの一般就労などを希望し、適性に合った職場への就労が見込まれる人を対象として知識・能力の

向上、実習、職場探しなどを行います。標準的な利用期間は2年間で、前期・中期・後期に分けると、前期に基礎体力の向上や集中力・持続力の習得訓練を施設内で行い、中期に職場見学や一般企業での実習、後期に就職活動やトライアル雇用を行います。

❻就労継続支援

就労継続支援では、一般企業などでの就職が困難な人が、就労の機会をもつとともに、生産活動を通じて知識と能力の向上のために必要な訓練などを行うことを目的としています。

利用者が事業所と雇用契約を結び、原則として最低賃金を保障する**雇用型(A型)**と、契約を結ばない**非雇用型(B型)**があります。旧支援体系の授産施設や福祉工場などの多くが**就労継続支援事業所**に移行しています。なお、利用期間の制限はありません。

❼共同生活援助(グループホーム)

共同生活援助(グループホーム)では、夜間や休日に共同生活を営む住居で、支援員が相談や日常生活上の援助を行います。

❽地域活動支援センター

地域活動支援センターでは日中活動の場として、利用者の社会参加機会の拡充と個々のニーズにあわせた生活の再構築のための支援を行います。また、障害に関するさまざまな相談に対応し、市区町村や障害福祉サービス事業者、その他の保健・医療・福祉サービス提供者などと連携しながら、地域生活に結びつける支援をします。障害者の日常生活及び社会生活を総合的に支援するための法律(障害者総合支援法)に基づいて市区町村が行う地域生活支援事業の一つです。

介護保険サービス

介護保険サービスは、65歳以上（**第1号被保険者**）で支援や介護を必要とすると認められた人、あるいは40〜64歳（**第2号被保険者**）で脳血管疾患などの**特定疾病**により要支援・要介護状態になった人を対象としています。居宅介護支援や住宅改修、デイサービス、入所施設などのサービスを利用することができます。

介護保険サービスは障害福祉サービスに優先されますが、自立訓練や就労移行支援など、介護保険にはないサービスについては障害福祉サービスを利用することができます（図表4-10参照）。

▼図表4-10　サービスの利用にあたってのフロー

```
脳血管疾患                           外傷性脳損傷、低酸素脳症、
                                    脳炎など
    ↓           ↓                   ↓              ↓
40歳未満     40歳以上              65歳未満       65歳以上
    ↓           ↓                   ↓              ↓
障害者手帳                  ※原則、介護保険が優先される
・精神障害者保健福祉手帳
・身体障害者手帳
・療育手帳                          要介護認定
    ↓                                  ↓
障害福祉サービス                    介護保険サービス
・自立支援給付    ・地域生活
  ・介護給付       支援事業
  ・訓練等給付など
```

職業リハビリテーションサービス

職業リハビリテーションサービスは、障害者手帳の有無によらず、就労に援助を必要とする人が利用できます。職業相談、職業評価、職業訓練、職業指導、職業紹介などのサービスのほかに、就職してそれを維持し、向上するためのサービスもあります。

詳しくは、前述の「3. 働くための支援」で紹介しています。

❷ サービス利用に関連する制度

サービス利用にあたっての手続きおよび窓口

サービスを利用する際の手続きおよび窓口には、以下のようなものがあります。

❶福祉事務所

福祉事務所は市区町村（一部、都道府県）ごとに設けられ、福祉に関するさまざまな相談に対応しています。生活相談、介護保険サービスの申請受付、身体障害者手帳の交付などの窓口でもあります。

❷地域自立支援協議会

地域自立支援協議会とは、保健、医療、福祉、教育、労働などにかかわる人や機関が連携して相談支援体制の充実を図り、利用者がサービスを利用して自立した日常生活を営むことができる社会を築くための協議の場です。相談支援事業の運営、困難事例への対応、地域の関係機関によるネットワーク構築、社会資源の開発や改善、障害者計画

および障害福祉計画の進行管理、評価などについて協議します。

❸障害者手帳

障害者手帳は所持することによって、各種税金や公共料金などの控除や減免、公営住宅入居の優遇、障害者法定雇用率適用などのサービスを受けられます。また障害福祉サービスを利用することもできます。サービスの対象者や内容は、自治体により異なることがあり、市区町村の福祉担当窓口で確認できます。

障害者手帳は障害によって異なり、**精神障害者保健福祉手帳、身体障害者手帳、療育手帳**があります。なお、身体症状と精神症状を併せもつ場合には、複数種類の障害者手帳を申請することもできます。

ⅰ）精神障害者保健福祉手帳

高次脳機能障害によって日常生活や社会生活に制約があると診断されれば、「器質性精神障害」として申請対象になります。申請時に必要な診断書を記載するのは、精神科医である必要はなく、リハビリテーション医や神経内科医、脳神経外科医などでもできます。高次脳機能障害の主要症状と日常生活への影響や困っている点について具体的に記載してあることが重要です。診断書は初診日から6か月以上を経てから作成してもらい、作成日から3か月以内に申請する必要があります。診断書の記入例は図表4-11のとおりです。

ⅱ）身体障害者手帳

手足の麻痺や音声・言語障害があり、厚生労働省の定めた身体障害者程度等級表に該当する場合に申請対象となります。詳細は市区町村の福祉担当窓口で確認するとよいでしょう。

ⅲ）療育手帳

発症（受傷）が18歳未満で、自治体が指定する機関において知的障害と判定された場合に申請対象となります。

▶図表4-11 精神障害者保健福祉手帳用の診断書の記入例

ICDコード※：以下が高次脳機能障害に該当
F04 器質性健忘症候群、アルコールその他の精神作用物質によらないもの
F06 脳の損傷及び機能不全並びに身体疾患によるその他の精神障害
F07 脳の疾患、損傷及び機能不全による人格及び行動の障害

※ICDコードは、原因疾患が
・外傷性脳損傷、脳血管障害、低酸素脳症、脳炎、脳腫瘍などであり、記憶障害が主体の場合→F04
・注意障害、遂行機能障害が主体の場合→F06
・社会的行動障害が主体の場合→F07
と記載します。

現在の生活状況も書く。

診断書（精神障害者保健福祉手帳用）

記入例3

| 氏名 | ○田 ○夫 | 明治・大正・昭和・平成 36年 5月 7日生（49歳） | 男・女 |

| 住所 | ○○県○○市○○町1-3 | | |

① 病名
(ICDコードは、右の病名と対応するF00〜F99、G40のいずれかを、記載する）

(1) 主たる病名　高次脳機能障害　　　ICDコード（ F06 ）
(2) 従たる病名　　　　　　　　　　　ICDコード（　　）
(3) 身体合併症　なし　　　　　身体障害者手帳（有・無）種別（　級）

② 初診年月日

主たる精神障害の初診年月日　　昭和・平成　20年　3月　1日
診断書作成医療機関の初診年月日　昭和・平成　20年　7月　10日

③ 発病から現在までの病歴及び治療の経過、内容

(推定発病時期　平成20年　3月頃)
平成20年3月に頭部外傷を発症。意識障害グリンビッグ状態で搬送。麻痺などの運動機能障害はないが、記憶障害、注意障害などを残し、4か月後に自宅復帰となった。勤務先も継続一方な状態が続き、家族に暴言をはくなどの問題行動も目立つようになり、平成20年7月10日当院初診となった。その後、再度、回復期リハビリテーション病院に入院し、認知リハビリテーションを実施し、3か月後に日常生活の自立度は改善を示した。2年前に退職し入院し、診断書を書く自立訓練事業所に週3回通所し、生活訓練を実施。訓練による能力の改善はまだネットキャトでではあるが、家庭生活自身が落ち着いている。

(推定発病年月、初発症状、病状の経過、発病状況、治療の経過、治療内容などを記載する)

器質性精神障害の(認知症を除く)の場合、発症の原因となった疾患名とその発症日
＊脳下出血　平成　20年　3月　1日

（疾患名）

押さえておきたい支援知識 chapter 4

(4) 現在の病状、状態像等（該当する項目を○で囲む）
(1) 抑うつ状態
　1 思考・運動抑制　2 易刺激性、興奮　3 憂うつ気分　4 その他（　　）
(2) 躁状態
　1 行為心迫　2 多弁　3 感情高揚・易怒性・易刺激性　4 その他（　　）
(3) 幻覚妄想状態
　1 幻覚　2 妄想　3 その他（　　）
(4) 精神運動興奮及び昏迷の状態
　1 興奮　2 昏迷　3 拒絶　4 その他（　　）
(5) 統合失調症等残遺状態
　1 自閉　2 感情平板化　3 意欲の減退　4 その他（　　）
(6) ①情動及び行動の障害
　1 爆発性　②暴力・衝動行為　3 多動　4 食行動の異常　5 チック・汚言　6 その他（　　）
(7) 不安及び不穏
　1 強度の不安・恐怖感　2 強迫体験　3 心的外傷に関連する症状　4 解離・転換症状
　5 その他（　　）
(8) てんかん発作（けいれん発作および意識障害）
　1 てんかん発作型（　　）　頻度（　　）　最終発作（　年　月　日）
　2 意識障害　3 その他（　　）
(9) 精神作用物質の乱用及び依存等
　ア アルコール　イ 覚せい剤　ウ 残遺性・遅発性精神病性障害（状態像を該当項目に再掲すること）
　エ その他（　　）　3 有機溶剤　4 その他（　　）（不使用の場合、その期間　年　月　から）
(10) 現在の精神作用物質の使用　有・無
　1 知的障害　ア 軽度　イ 中等度　ウ 重度　療育手帳（有・無、等級等　　）
　2 認知症　③その他の記憶障害（　　）　高次脳機能障害
　3 学習の困難　ア 読み　イ 書き　ウ 算数　エ その他（　　）
　⑤遂行機能障害　⑥注意障害
(11) 広汎性発達障害関連症状
　1 相互的社会関係の質的障害　2 コミュニケーションのパターンにおける質的障害
　3 限定した常同的で反復的な関心と活動　4 その他（　　）
(12) その他（　　）

173

▶図表4-11 精神障害者保健福祉手帳用の診断書の記入例（つづき）

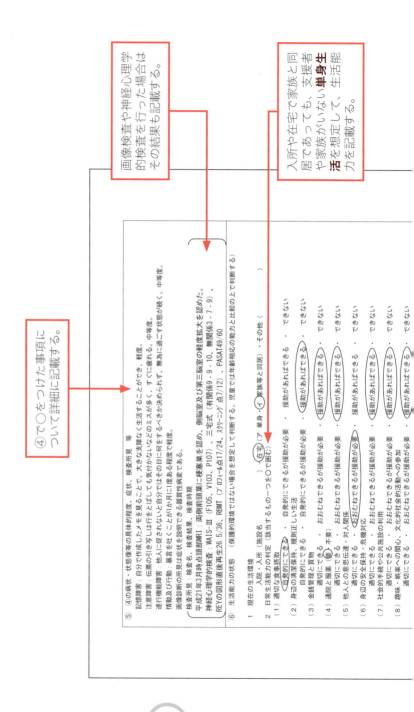

④で○をつけた事項について詳細に記載する。

画像検査や神経心理学的検査を行った場合はその結果も記載する。

入所や在宅で家族と同居であっても、支援者や家族がいない**単身生活**を想定して、生活能力を記載する。

⑤ ④の病状・状態像等の具体的程度、症状、検査所見 等
記憶障害：自分で作成したメモを見ることで、大きく支障なく生活することができ、軽度。
注意障害：伝票の引きちがえは行ってもはとんど気がかりないなどのミスが多く、すぐに疲れやすく、中等度。
遂行機能障害：他人に促されないと自分ではするべきことへ向を自ら決めかねず、無為に過ごす状態が続く。中等度。
情動及び行動：暴言を吐くことが1か月に1度ある器質性病変で軽度。
画像診断の所見は症状を説明できる器質性病変である。
検査所見：検査名、検査結果、検査時期
平成21年3月時点頭部MRI：両側前頭葉に梗塞巣を認め、側脳室及び第三脳室の軽度拡大を認めた。
神経心理学的検査：WAIS-Ⅲ（F105、V103、P107）、三宅式（有関係9-9-10、無関係3-7-9）、
REYの図形再生26.5/36、RBMT（プロフィール点17/24、スクリーニング点7/12）、PASAT49/60

⑥ 生活能力の状態（保護的環境ではない場合を想定して判断する。児童では年齢相応の能力と比較の上で判断する）
 1 現在の生活環境
  入院・入所（施設名　　　　）・在宅（ア 単身・(イ)家族等と同居（　　　　））
 2 日常生活能力の判定（該当するものひとつを○で囲む）
 (1) 適切な食事摂取
  ・(自発的にできる)　・自発的にできるが援助が必要　・おおむねできるが援助があればできる　・できない
 (2) 身辺の清潔保持、規則正しい生活
  ・自発的にできる　・(自発的にできるが援助が必要)　・おおむねできるが援助があればできる　・できない
 (3) 金銭管理と買物
  ・適切にできる　・(おおむねできるが援助が必要)　・助言が必要　・できない
 (4) 通院と服薬（要・不要）
  ・適切にできる　・(おおむねできるが援助が必要)　・おおむねできるが援助があればできる　・できない
 (5) 他人との意思伝達・対人関係
  ・適切にできる　・(おおむねできるが援助が必要)　・おおむねできるが援助があればできる　・できない
 (6) 身辺の安全保持・危機対応
  ・適切にできる　・(おおむねできるが援助が必要)　・助言が必要　・できない
 (7) 社会的手続きや公共施設の利用
  ・適切にできる　・(おおむねできるが援助が必要)　・助言が必要　・できない
 (8) 趣味・娯楽への関心、文化的活動への参加
  ・適切にできる　・(おおむねできるが援助が必要)　・助言が必要　・できない

> 押さえておきたい支援知識 chapter 4

精神障害者保健福祉手帳の診断書を記載するのは、精神科医である必要はなく、リハビリテーション医や神経内科医、脳神経外科医などもできる。

3 日常生活能力の程度
（該当する番号を選んで、どれか一つを○で囲む）
 (1) 精神障害を認めるが、日常生活及び社会生活は普通にできる。
 (2) 精神障害を認め、日常生活又は社会生活に一定の制限を受ける。
 ③ 精神障害を認め、日常生活又は社会生活に著しい制限を受けており、時に応じて援助を必要とする。
 (4) 精神障害を認め、日常生活に著しい制限を受けており、常時援助を必要とする。
 (5) 精神障害を認め、身の回りのことはほとんどできない。

(7) 6の具体的程度、状態等
日常生活では衣食の最低限のことのみ自立していることができる。入浴は勧めるが必要がある。服薬は自分では規則的にできず、薬剤管理もできない。金銭感覚に欠け、あればあるだけ使ってしまう傾向にあり、キャッシュカードは持たせられない。家族の見守りを必要とする局面がしばしばある。自立訓練事業所では辛い制限を受けており、自暴自棄になったり他害とトラブルがたまにある。まとまった作業をするためには職員の支援が常に必要である。

(8) 現在の障害福祉等のサービスの利用状況
（障害者自立支援法に規定する自立訓練（生活訓練）、共同生活援助（グループホーム）、共同生活介護（ケアホーム）、居宅介護（ホームヘルプ）、その他の障害福祉サービス等、訪問指導、生活保護の有無等）
自立訓練（生活訓練）事業所に週3回通所し、調理実習、手工芸（皮細工）などの活動に参加している。

⑨ 備考
本人は、就労移行支援事業所利用を経て、障害者就業・生活支援センターの支援を受けながらの就労を現時点での目標としている。

　　　　　　　　　　　　　　　　　　　　　　　　　平成○○年○月○日
上記のとおり、診断します。
　医療機関の名称　　○○総合病院
　医療機関所在地　　○○県○○市○○町2-2
　電話番号　　　　　○○○-○○○-○○○○
　診療担当科名　　　精神科
　医師氏名（自署又は記名捺印）　　○木　○美

6 当事者会・家族会

　「高次脳機能障害」という難しい言葉や状況は、本人も家族も経験してはじめて知る場合がほとんどです。何が起こっているのかわからず、戸惑い、不安な時は、同じ経験をした仲間や家族が体験や気持ちを共有できる**当事者会・家族会**は大きな支えになるでしょう。

　多くの当事者会・家族会が、定期的に会合を催しています。目的は家族同士の交流や、相談、体験を話し合ったり、症状やリハビリテーション、社会資源、福祉制度などの勉強会などさまざまです。医療機関や行政と協力して講演会や研修会を開き、一般市民への普及啓発活動を行うこともあります。また、行政への要望や地域社会への働きかけなども行っています。

　同じ障害を体験した仲間同士が相談にのったり、生活を助けたりすることで困難を乗り越えることがあります。このような関係を**ピア・グループ**といい、ほかでは得難い仲間ならではのサポートといえます。

chapter 5

事例で学ぶ支援知識

ここでは、さまざまな症状や環境の高次脳機能障害のある人たちへの支援の方法について、具体的な事例から理解していきます。

Contents
1. リハビリテーション病院から自宅に退院するまでの支援 …178
2. 日中活動の支援―作業場面 …182
3. 日中活動の支援―地域交流・余暇支援の場面 …187
4. 社会参加支援の場面 …189
5. 就労支援の場面 …192
6. 就学支援の場面―高校への復学 …195
7. 就学支援の場面―中学から高校へ …199
8. 就学支援の場面―小学校への復学 …203
9. 就労移行支援 …206
10. 移動支援―公共交通機関の利用 …210
11. 自動車運転の再開支援 …214
12. 地域連携支援① …219
13. 地域連携支援② …222
14. 地域連携支援③ …225
15. 社会的行動障害への対応 …228
16. 日常生活自立支援事業制度の利用 …233

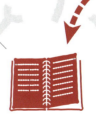

リハビリテーション病院から自宅に退院するまでの支援

Aさん
50代、男性
妻、長女の3人家族
原因：くも膜下出血

【発症〜救急病院〜リハビリテーション病院】

　Aさんはくも膜下出血で倒れ、自宅から救急病院へ運ばれました。緊急手術の結果、身体的な後遺症はほとんど残りませんでしたが、高次脳機能障害と診断されました。

　救急病院で3か月治療した後、医師の勧めでリハビリテーション病院へ転院しました。その時は日付や時間（**見当識⮕**）が混乱していました。集中力が続かず、記憶障害もあり、古い記憶や体験して習ったことは保たれていましたが、最近の出来事や話の細かい内容は失われていました。また、新しいこともなかなか覚えることができませんでした。さらに、自発的には何もせず（**発動性の低下⮕**）、変化した自分の状況を認めていませんでした（**病識欠如⮕**）。救急病院ではリハビリテーションの必要性を自分で認識していないため、無断で病棟を抜け出して迷ったことが数回ありました。

> ⮕見当識
> 今自分が居る場所や年月日、時間などの状況把握。

> ⮕発動性の低下
> 25頁参照

> ⮕病識欠如
> 29頁参照

Aさんは病気で倒れるまでは食品関係の営業職で、妻と短大生の長女と3人で持ち家に住んでいました。経済的には**傷病手当金**➡と妻のパート収入で賄っています。Aさんは「早く退院して自宅に帰りたい」、家族は「リハビリして、いずれは復職してほしい」と考えています。そのため、リハビリテーション病院ではカンファレンスを開いて、Aさんの2か月間の入院計画を立てました。

➡傷病手当金
116頁参照

支援の経過 【入院初期】

支援者は、Aさん、家族ともに高次脳機能障害についてははじめて聞くことが多いので、症状の例をあげてわかりやすく説明しました。まずは高次脳機能障害の評価の結果をAさんと家族にわかりやすく伝え、障害に気づいてもらうことからはじめました。

それから訓練の同意を得て、Aさんにあったプログラムを組みました。Aさんは病識があまりなく、前の救急病院では病棟を抜け出して迷ったこともあったので、院内の移動は監視システム（看護師の見守りや付き添いなど）で安全性を確保しました。その後、見当識の混乱が減ってきた段階で院内単独移動を目指しました。その際には、Aさんが使いやすい地図や道順カードを活用しました。

それから服薬の自己管理を練習しました。Aさんは中等度の記憶障害があるため、週間予定表では混乱が予測され、1日毎の**メモリーノート**➡・予定表を活用しました。同時に見当識へも働きかけました。注意障害に関しては、Aさんが興味をもって継続できそうな課題を取り入れていきました。具体的には、パソコンソフトを使ったパズルや**末梢課題**➡、市販の間違い探し、迷路問題

➡メモリーノート
14頁参照

➡末梢課題
たくさんの文字や図形の中から、特定のものを探して線で消す課題。

などを使いました。それらのトレーニングの結果をそのつどＡさんにフィードバックすることにより、体験的に病識をもつように働きかけました。また、家庭復帰にむけて、外泊体験を検討しました。

【支援制度の活用】

支援制度については、Ａさんはもちろん、手続きを担う家族も知る必要があります。退院後の日中活動（**自立訓練**➲や介護保険のデイサービスなど）やそれらを利用するための手続き方法、地域支援機関（ケアマネジャー、**相談支援事業所**➲、**障害者就業・生活支援センター**➲など）を紹介し、退院後に利用したいサービスや場所を確認して、ケースカンファレンスを開きました。

> ➲自立訓練
> 166頁参照

> ➲相談支援事業所
> 166頁参照

> ➲障害者就業・生活支援センター
> 141頁参照

そして、家族が抱く退院後の不安に配慮し、新たな生活のイメージが描けるよう、外泊体験について話し合いました。そのほか、障害者手帳や休職中の手続きなどの情報を伝え、院内で開く家族学習会プログラムにも誘いました。

【入院後期〜退院】

入院後期は、本人と家族にとって無理のない生活を具体化することが大切であるため、支援者はＡさんが退院後も外来で訓練できるよう、外泊時に通院練習をしました。退院といっても、受傷から5か月程度であり、継続したリハビリテーションが大切となります。在宅での1週間の過ごし方を、通院も含めて具体化して、それが**生活訓練**➲につながることを目指していきました。週間プログラムには、市の**保健センター**➲で開かれる

> ➲生活訓練
> 126頁参照

> ➲保健センター
> 市区町村において設置された施設で、地域に密着して健康づくりを目指している。

高次脳機能障害のある人の集いや、地域リハビリ交流会への参加も取り入れていきました。さらに、ケアマネジャーと連携して、ヘルパーなどの必要なサービスを整えて、Ａさんは退院を果たしました。

支援のポイント

入院初期
- 高次脳機能障害の評価の結果を本人と家族に伝え、本人と家族が障害について知り、体験を通じて気づくようにはたらきかける。
- リハビリテーションプログラムを組む。支援者は、本人と家族の話を聴き、不安を軽減して、精神的安定につながるように心がける。
- 市区町村などと連携して、適切なサービスをわかりやすく紹介し、退院後に本人と家族が身近なところで支援を受けられるようにする。

入院後期
- 外泊体験で退院後の生活上の課題を明らかにし、準備を整える。
- 外の機関と連携し、長期的な視点で、「入院から通院、通院から生活訓練、生活訓練から復職へ」といった切れ目のない支援を計画する。

日中活動の支援―作業場面

Bさん
40代、男性
両親と3人家族
原因：低酸素脳症

支援の経過　【Bさんの場合】

　Bさんはぜん息発作による低酸素脳症の後に重い記憶障害が残りました。家族によれば、Bさんは1分前のことも覚えていられないことがあるようです。

　病院を退院した後、市の障害者センターの**自立訓練**➡サービスを利用していましたが、利用期間が終了した時点では元の職場への復帰が難しかったため、家の近くのZ**就労継続支援B型事業所**➡(以下、Z事業所)に通うことになりました。Z事業所では、地元の企業から贈答品の箱の組み立てやダイレクトメールの封入などの下請受注作業を行っています。

> ➡自立訓練
> 166頁参照

> ➡就労継続支援B型事業所
> 167頁参照

　はじめの1週間は、Bさんの得意なこと、不得意なことを知る期間としました。Bさんにいくつかの作業を経験してもらい、Bさんと家族、支援者、サービス管理責任者が話し合って、以下のことを確認して決めました。

● Bさんの得意なこと
・もともと几帳面で、丁寧に作業する
・長時間同じ作業に集中できる
・ペースはゆっくりであるが、ムラがない

● Bさんの不得意なこと
・複雑な工程を覚えるのに時間がかかる
・やり方を一度間違えると、ずっと気づかず続ける
・職員が間違いを指摘すると、険しい表情になる
・間違えるのが怖くて緊張する。周りの人に何回も尋ねる
・集中しすぎて、時間が経つのを忘れる。終わると、とても疲れる

● Bさんにお願いすること
・一度に一つの工程を担当する
・自分が作ったものを見本として前に置く
・「1時間作業したら5分休憩する」など、チームで決めて声をかける

Cさん
50代、女性
夫と2人暮らし
原因：くも膜下出血

支援の経過　【Cさんの場合】

　CさんはBさんと同じZ事業所に通っています。くも膜下出血の後に重い記憶障害が残りました。10年前にはじめて発症し、そ

の時は症状は目立ちませんでしたが、2回目（半年前）の出血の後に記憶障害が目立つようになりました。

市の保健センターで行われるリハビリ教室に通い、そこで就労継続支援B型事業所であるZ事業所を紹介されました。CさんはBさんと同様に、いくつかの作業を経験してから、以下のことを決めました。

- ●Cさんの得意なこと
  - もともと手先が器用で作業も正確である
  - 気分が乗っていると、ペースが速い
  - 計算が速い

- ●Cさんの不得意なこと
  - 同じ作業の繰り返しでも「どうするんだっけ？」「これでいいの？」と尋ねる
  - 他の人と冗談で言い合いをしていたのが、いつの間にか本気で怒ってしまう
  - 興奮して話が止まらなくなり、他の人から苦情が出ることがある

- ●Cさんにお願いすること
  - 一度に一つの工程を担当する
  - 自分が作ったものを見本として前に置く
  - 尋ねられれば何度でも伝える。「大丈夫です。あっていますよ」という声かけも頻繁にする
  - Cさんが落ち着いて作業に取り組めるような席の配置を考える

支援のポイント

- 記憶障害がある人にも「忘れてしまうかもしれない」「間違えたらどうしよう」という不安は常にあるので、忘れてもいいように補助手段を一緒に考える。
- 尋ねられれば何度でも伝える。「大丈夫です。あっていますよ」という声かけも頻繁にする。
- できたものを次の工程にもっていく場合は、見本を一つ残しておく。
- 「違います」「前にも言ったでしょう」という否定的な言葉は使わず、「これはこうしてくださいね」と見本を使って示す。
- 集中が途切れやすい場合は、落ち着いて作業に取り組めるような席の配置を考える。
- 責任のある仕事をしていくなかで、時には間違えを指摘して、その場ですぐに修正してもらうこともある。そうした時に関係を壊さないためにも、普段から信頼関係を築く。

支援のヒント

　記憶を補助する方法には、メモや日記、カレンダー、アラームなどさまざまなものがあります。作業手順の場合は、絵や写真で工程を示したボードや完成品の実物などを見えるところに置くことも有効です。何日か一緒に作業するうちに、他の利用者が、新しいことを覚えるのが苦手なことに気づき、そっと声をかけたり、支援者に知らせてくれたりするようになることもあります。Bさんの場合は、記憶を補助する以外にも、疲労が蓄積しないように時間や体調の管理も手伝います。

高次脳機能障害に限らず、落ち着いた雰囲気の中で、利用者が安心した気持ちで作業ができるように、座席の位置やチームメンバーなどの環境に配慮することも大切です。

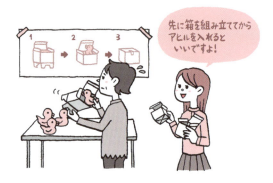

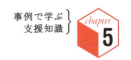

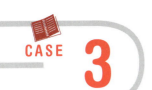

日中活動の支援
―地域交流・余暇支援の場面

Dさん
20代、男性
両親・弟の4人家族
原因：急性脳症

事例　Dさんは高校生のときに急性脳症になり、新しいことを覚えられなくなり発語と自発性が低下しました。また、軽い右半身の運動障害もあります。

　Dさんは市の相談会に参加した時に、保健師からY**地域活動支援センター**➡を紹介されました。Y地域活動支援センターでは、プログラム活動を通じて、身近な地域で安心して自分らしく過ごせる居場所づくりを行っています。プログラムの内容は利用者が話し合って決めており、新年会やお花見などの季節行事やその準備をすることもあります。

> ➡地域活動支援センター
> 167頁参照

支援の経過　ある時、Y地域活動支援センターでスポーツやアートなど何でも自分のしたいことを選び、自分で時間の過ごし方を決めるという「好きなことをする時間」を設けることになりました。しかし、必ずしも全員が自分のやりたいことを見つけられるわけではなく、Dさんもその一人でした。

支援者はDさんに折り紙をすすめてみたところ、Dさんは「形がとらえられないので、気が進まない」と言いました。支援者は「では、やれることを探しましょう」と、紙を丸めたり、切り紙を試したりしましたが、Dさんが本当にしたいことではありませんでした。

　次にDさんは粘土（ねんど）をさわってみると、「粘土はつらかったリハビリを思い出す」と、手にした粘土を、右手から左手へやったりとったり。それをみていた支援者が、粘土でキャッチボールをしようと提案しました。するとDさんは、小学生の時に少年野球チームに入っていたほど野球が好きだったこと、中学校には野球部がなくて残念だったことなどを思い出して、話しはじめました。

　それからDさんは「好きなことをする時間」になると、支援者とキャッチボールをしたいと自分で球を用意するようになりました。「キャッチボールは、手首、肘（ひじ）、肩、と動きがだんだん伝わっていくのを感じ、麻痺（まひ）の手に効いてくる感じがする」と嬉しそうにDさんは話していました。

支援のポイント

- コミュニケーションを通じて、過去の趣味や、やりたいことのイメージを描く支援をすることで、自発的に何かを始めるきっかけにつながることがある。
- 一人ではやる気が起きなくても、グループや信頼できる人の励ましによって続けられることがある。

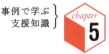

社会参加支援の場面

> **Eさん**
> 60代、女性
> 夫・長女の3人家族
> 原因：交通事故による脳挫傷

Eさんは50代の前半に自転車に乗っていて車にぶつかり脳挫傷と診断されました。それ以来、注意・遂行機能障害、右片麻痺、軽い**失語症**、発動性の低下などが残っています。家族によれば、結婚前は美容の仕事をしており、いつもおしゃれで、きれいに化粧をしていたそうです。また、料理も上手で、友人を自宅に招いて手料理を披露するのが楽しみだったそうです。

> ●失語症
> 脳血管障害や外傷で脳の言語機能の中枢が損傷され、読む書く聞く話す能力に障害が起こる。身体障害者手帳の対象である。

発症後は、ミキサーや包丁などの調理器具がうまく使えず、段取りが悪くなり洋服やバッグなども似合わないと思い込んで、「言葉も出にくいし、もう何もできなくなってしまった…」とふさぎこんでいました。

発症から3年が経ち、ケアマネジャーにすすめられて、Eさんは通所介護サービスを利用することにしました。作業療法士(OT)と一緒に自助具を使いながら調理訓練を行ったところ、Eさん

から「片手でもできるのね」という発言が出ました。昔よりも段取りが難しくなったものの、一つひとつ指示を受けながら完成することができました。

そこで次回からは、写真を使った調理の手順書を作成し、必要な調味料や物品などをあらかじめ準備してから行ったところ、スムーズに行うことができました。その後、自宅でも訪問介護（ヘルパーサービス）を導入して、手順書を見ながら、家族のために調理をするようになりました。

Eさんは次第に「自分で食材を選びたい」と話すようになりましたが、屋外歩行には見守りが必要で、発症後に一人で買い物に出たことはありませんでした。そこで電動カートを導入して練習し、徐々に一人で買い物に行けるまでになりました。今では外出が増え、友人と出かけたり、家族との散策を楽しんだりしています。

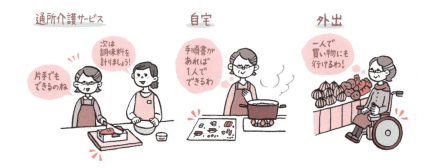

支援のポイント

病識に乏しい人もいれば、自信や意欲を喪失している人もいる。作業体験を通じて、できないと思っていたことが、工夫すればできることを発見することもある。また、人から一つずつ指示を受けていた部分を手順書に置き換えてできることがわかり、外へ出るきっかけにつながることもある。

就労支援の場面

Fさん
50代、男性
妻・長女の3人家族
原因：脳梗塞

Fさんは半年前に発症した脳梗塞の後に、注意障害、麻痺と失語症が残りました。考えがうまく言葉にならない時がありますが、視線やジェスチャーも加えながら簡単なコミュニケーションをとることができます。

Fさんは発症前はイベント会社で企画広報の仕事をしていました。発症後もFさんの真面目なところは変わらず、働きたい気持ちを強くもっていましたが、企画広報の仕事は、話し合ってアイデアをまとめる、電話で交渉する、大勢の人を前に発表するなど、言葉を介したやりとりや同時並行で行う作業が多いので、Fさん自身も元の会社に戻ることは難しいと考えていました。

そこで、Fさんは保健師に紹介された地元の**相談支援事業所**➡に相談し、**就労移行支援**➡サービスを利用することにしました。

➡相談支援事業所
166頁参照

➡就労移行支援
166頁参照

支援の経過 【就労継続A型事業所での実習】

Fさんは就労移行支援サービスの一環で、市内のX**就労継続A型事業所**⊃(以下、X事業所)で4日間の実習をしました。実習前に家族と一緒に通勤経路を確認して練習もしました。通勤は一人でできるようになり、作業内容(野菜の袋詰め)も最初は少し時間がかかりましたが、慣れればできるようになりました。説明は文書や口頭でなく、やり方の見本を実際に示してもらいました。X事業所からは「作業態度はとてもよいが、疲れてくるとミスが出る。休憩して見直すようにしたらどうか」という評価をもらいました。一方、Fさんは「集中しすぎて若干疲れた。自分はもっと働けると思っていたので、今の状況を自覚した」という感想を抱いていました。

⊃ 就労継続A型事業所 167頁参照

【会社での実習〜再就職】

実習を終えて、Fさん、家族、支援者が話し合い、Fさんの就労先を探すことになりました。市内のW会社から求人の情報が入り、軽作業ということで、Fさんの希望で見学して、W会社で実習することになりました。実習を1週間行い、日ごとにこなせる作業量が増えてきたので、引き続き1週間の実習をしました。

W会社は、Fさんは作業スキルも問題なく、コミュニケーションもFさんから積極的に挨拶を行うなど、好印象でした。そして、最初は週5日、9時から15時(1時間休憩)、週25時間で、雇用保険のみ加入という条件で働くこととなりました。

FさんがW会社で働く前に関係者が集まり、支援体制の確認と役割分担について共有しました。W会社の理解もあり、Fさんは現在も元気に通勤しています。

支援のポイント

- 就職・復職には職場の理解が不可欠である。
- 実習を通して本人の強み、弱みが明らかになる。
- 支援者は必要に応じて状況や求める配慮を職場に伝える。

事例で学ぶ支援知識

chapter 5

CASE 6

就学支援の場面
— 高校への復学

Gさん
19歳、男性
両親・妹2人の5人家族
原因：交通事故による脳挫傷

事例　Gさんは17歳の時にオートバイに乗っていて乗用車と衝突し、意識不明のまま救急病院に運ばれました。脳挫傷と診断され、記憶障害と注意障害、軽い歩行障害が残りました。救急病院で2か月にもおよぶ治療の後、リハビリテーション病院に転院しました。

支援の経過

【リハビリテーションプログラムの立案】

リハビリテーション病院では、Gさん、Gさんの家族、病院の医師、作業療法士（OT）、相談支援員が話し合い、まずは復学を目標に、身体面、生活面、認知面を中心に、リハビリテーションプログラムを立てました。家族の要望で、相談支援員が学校の担任の教員に連絡して、カンファレンスに出席してもらうことになりました。

【リハビリテーションプログラムの開始】

リハビリテーションプログラムがはじまり、身体面は歩行練習をして、杖なしでゆっくり歩けるようになりました。生活面は移動の状況に併せて、排泄や入浴などの練習を進め、生活の自立に近づきました。認知面は口頭説明や約束を忘れやすく、「わかりません」と答えること

が常態化していました。忘れても確認できるよう、スマートフォンにメモをとる習慣が定着するよう繰り返し練習しました。また、一つの作業をしている際に気が散りやすいので、机上課題の時間を決め、プラモデルなど興味のある作業も取り入れました。環境もできるだけ静かな場所を確保して集中できるよう配慮しました。

【復学にむけた試験登校】

いよいよ退院が近づいたので、復学前にOTがGさんの学校を訪問し、校内の環境を確認しました。校長先生と担任の教員のすすめで、入院中に試験登校をすることになりました。

Gさんは久しぶりの登校で、緊張と興奮が半々でした。授業中は、じっと座っているのに疲れたのか、後半になるとノートを取らずにぼんやりしていました。全般的に授業中は静かに過ごし、ミスはあるものの、周囲の助けを借りてカバーしていました。また、交友関係は良好で、休み時間も必ず誰かと一緒にいました。しかし、口頭で伝えたことは、メモを取りきれず忘れることがありました。

【復学〜現在】

そして、本格的な復学にむけて家族・病院・学校で、試験登校の状況と、復学に必要なことを話し合い、「予測されること」「学校でできる支援」「家庭でできる支援」を考えました。

● **予測されること**
・国語や英語の音読の順番や箇所がわからない
・次の授業の場所や必要な道具の準備について、声をかける必要がある
・本人が授業に興味をもたない場合、記憶に残りにくい

- 友人に対し、配慮ができない

● **学校でできる支援**
- 教科ごとに教員が替わるので、担任が各教員に支援が必要な点を説明する
- 実際に授業や試験で対応しきれないことは、担任に知らせてもらう
- 体育は種目により難しい可能性があるため、できる動作を考える
- ほかの生徒にも状況を伝える

● **家庭でできる支援**
- 学校との情報交換を密にし、Ｇさんが落ち込んだ時に対応する
- 交友関係に配慮する。以前とは変わった部分と今まで通り接してほしいことを親から伝える

　退院前に上記のことを再確認して、Ｇさんは高校2年生の2学期から復学しました。定期的にリハビリテーション病院の外来にも通いました。学校では、担任の教員が授業以外にも部活や体育の時間などを通じて、密なかかわりをしました。また、家庭では、自主的に携帯メモを習慣づけるようにしました。

　そして、希望どおり中学からの友人たちと一緒に卒業し、現在は美容専門学校へ進学して、一人暮らしをしています。Ｇさんは美容師になって家業を手伝いたいと話しています。美容専門学校を卒業までの過程で、また新たな課題が出てきたら、病院でも続けて相談に応じる予定をしています。

支援のポイント

- 入院中、早い時期から退院後にむけて計画を立てる。
- 復学には学校側の理解が不可欠である。復学前に試験登校し、本人・家族・学校・支援者間でよく話し合う。

CASE 7

就学支援の場面
―中学から高校へ

Hさん
17歳、男性
母親と2人暮らし
原因：交通事故による脳挫傷

事例　Hさんは15歳の時に見通しの悪い交差点を横断しようとして交通事故に遭い、脳挫傷を負いました。Hさんはもともと軽い知的障害があり、中学校から公立の**特別支援学級**◐に通っていました。

◐特別支援学級
160頁参照

支援の経過　【外来リハビリテーション〜特別支援学校への入学】
　退院して中学校に戻りましたが、人の話を集中して聴くことができず、新しいこともなかなか覚えられなくなっていました。また、食欲や感情を抑えることができず、それを自覚していないこともあり、周囲とトラブルを起こし、徐々に学校にも行かなくなりました。家族が対応に困って、脳挫傷で入院した病院に相談したところ、同じ県内の**高次脳機能障害支援拠点機関（地方支援拠点機関）**◐となっているW病院を紹介され、外来でリハビリテーションをすることになりました。

◐高次脳機能障害支援拠点機関
（地方支援拠点機関）
32頁参照

　W病院では、担当の相談員が、HさんとHさんの家族、担任の教員と話し合い

の場を作り、高次脳機能障害の症状と必要な配慮について説明しました。中学校での様子や困ったこと、対応方法も定期的に話し合いました。それから半年を経て、Hさんは中学校を卒業し、担任の教員に勧められて市内の**特別支援学校**⮕の高等部に進学しました。

⮕特別支援学校
160頁参照

【特別支援学校高等部での生活】

もちろん環境が変わるので、これまでの話し合いの場に高校の担任の教員と市内の**児童発達支援センター**⮕を交えて、これまでのHさんの経過を説明しました。出席や単位取得について、教員は協力的に助言をくれますが、義務教育ではないので、以前ほど強制力がありませんでした。Hさんは家でも親の話は聞かなくなり、夜更かしをして生活リズムが崩れはじめ、高校を休む日が続きました。行かないと授業もわからなくなり、余計つまらなくなっていきました。一方で、地元の同級生がアルバイトを始めたり、原付を乗り回したりしているのがうらやましく、Hさんも「働いてみたい、免許がほしい」と主張するようになりました。運転は一度に複数のことに注意を払わなければいけないので、主治医からは今の状態ではまだ危ないと言われていました。

⮕児童発達支援センター
159頁参照

【アルバイト生活の開始】

再度の話し合いの結果、Hさんは親戚の経営する店でアルバイトをすることになり、そのために生活リズムを立て直すことを目標にしました。しかし、昼夜逆転がなかなか戻らず、思い通りにならないと物を投げて壊すなどの衝動的な行動がときどき見られました。そのため、H病院の主治医に**児童精神科**⮕の受診を勧められました。そして、Hさんは児童精神科に通って内服治療をしながら生活リズムを整え、週3日のアルバイトを

⮕児童精神科
158頁参照

はじめることになりました。お店では商品の運搬や棚卸し、清掃などを手伝いました。接客はしていませんでしたが、挨拶や時間厳守、わからない時の対応などを教わり、働くのが楽しいと家でも話すようになりました。アルバイトのない日は疲れて昼まで寝ていることがあるものの、少なくとも週3日は朝起きて積極的に仕事に出るようになりました。

　高校の担任の教員は、Hさんが真面目に働いていることを誉め、アルバイトのない日に登校してみてはどうかと勧めてみましたが、依然としてHさんは高校へ行く気が進まず、結局1年生の途中で退学しました。一方、アルバイトは週4日に増やして続けており、原付免許の話はしなくなりました。

支援の ポイント

- 就学支援といっても、小学生や中学生、高校生では本人や家族のニーズも当然異なる。障害の有無に関係なく、一般的な発達をベースに考えることが不可欠である。10代後半では、「自我が確立する」「義務教育でない」「将来を決める時期」であるという点が特徴的である。
- 自我が確立する：親や教員などの意見を素直に受け入れなくなるのは、病識がないこととは違い、成長過程で普通に見られることである。周囲が意見を押しつけると、怒ったり避けたりするのは、大人から見れば「反抗的」な態度かもしれないが自立への一歩ともいえる。「○○しなさい！」「××はだめ！」と頭ごなしに命令したり否定したりするよりも、落ち着いている時に「最近○○はどう？」と意見を聞くと、少し前向きに話が進むことがある。

- 義務教育でない：義務教育である小・中学校までは、学校でも出席日数を気にかけたり、学習を支援したりといった配慮があるが、高校はあくまで任意で通うところなので、本人の意志で決まる部分が大きい。
- 友人と一緒に卒業したいという気持ちが強ければ、それを目標にする、疲労が強ければ休学して時間をかけて卒業を目指す、など本人の希望と状況にあわせて選択肢を考える。
- 将来を決める時期である：進学を含め、進路にも悩む時期である。場合によっては、それまで希望していたものを変える状況も出てくる。
- 一般的な進路決定と同様に進学・就職した先輩や家族会の年長者の話を聞いたり、アルバイトを経験したり、学校見学をしたりする際に、情報収集や整理の支援も必要となる。
- 本人だけで邁進してトラブルをくり返すことも少なくないので、必要に応じて家族や教員、支援者がペースメーカーとなる。

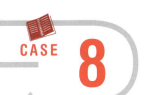

CASE 8

就学支援の場面
―小学校への復学

Iさん
小学校4年生、女性
両親と3人家族
原因：転落による頭部外傷

事例 Iさんは小学校2年生の夏休みに団地の3階から転落して頭を打ち、意識を失って救急車で病院に運ばれました。意識が戻り、麻痺や言葉の問題もなく、約1か月で退院して、2学期から登校しました。しかし、学校の担任の教員によると、それまで得意だった計算や読み書きが遅くなり、授業中も校庭や廊下の音が気になるのか、以前より集中が途切れるようになりました。Iさんは新しく習うことがなかなか理解できず、学校に行くのを嫌がるようになりました。

【療育センターにおける支援】

母親はIさんのこのような状況を入院した病院に相談したところ、県の**療育センター**➡を紹介されました。そこでは、**神経心理学的検査**➡を行い、**MRI**➡画像検査の結果とあわせて、脳損傷による高次脳機能障害と診断されました。学校長と担任の教員には療育センターか

➡療育センター
障害のある子供のための医療と保育を担う機関。診療・リハビリテーションを行う。

➡神経心理学的検査
39頁参照

➡MRI
39頁参照

ら障害や対応について説明してもらい、復学の相談をした結果、現在の通常学級に籍を置きながら、週2回隣の小学校にある**通級指導**→教室に通うことになりました。Iさんは月1回の療育センターの外来リハビリテーションにも通い、学習支援を受けるとともに、学校や家庭で困ったことなどを**療育相談員**→に相談しました。

> ➡ 通級指導
> 161頁参照

> ➡ 療育相談員
> 児童(18歳未満)の育児・発育・健康問題などの相談に対応する専門員。

【通級から特別支援学級へ】

最初は学ぶ場がいくつもあって混乱したのか、Iさんは帰宅するととても疲れていましたが、3年生になる頃にはペースをつかんで元気に通っていました。しかし、2学期の後半から学習内容がだんだん難しくなり、進度も速いので、4年生からは同じ校内の**特別支援学級**→に在籍することにしました。療育セ

> ➡ 特別支援学級
> 160頁参照

ンターへは、年1回の受診だけにして、音楽と図工の授業や行事の日は通常学級(交流学級)で過ごしています。今では、漫画イラストクラブにも参加して、学級通信の挿絵を描いています。

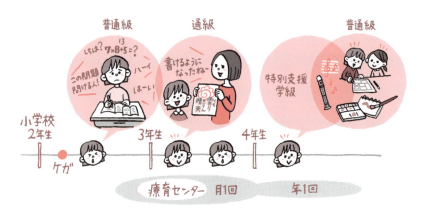

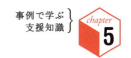

支援のポイント
- 発達段階にあわせて支援サービスを利用する。
- 必要に応じて支援者が学校側に状況を説明する。

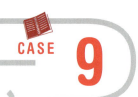

CASE 9

就労移行支援

Jさん
40代、男性
父親と2人暮らし
原因：脳出血

事例 　Jさんは高校卒業後からV会社で働いていましたが、管理職になってまもなく脳出血で倒れました。妻とは離婚していて、現在は70歳を過ぎた父親と2人暮らしで、近所に嫁いだ妹がJさんと父親の身の回りの世話をしています。経済的には、**傷病手当金**と**障害厚生年金**で賄っています。Jさんには注意障害、遂行機能障害、半側空間無視、失語と右片麻痺が残りましたが、市の**福祉事務所**で紹介された**相談支援事業所**を通じて**就労移行支援**サービスを利用することにしました。

　Jさんは疲れやすく、集中が続かず、すぐ怒り、病識もありません。また、欠席や遅刻が多く、話しかけられても返事をしません。作業のミスや集中の途切れを指摘されると怒り出します。ときどき他の利用者に指図をすることはありますが、休憩時間は誰とも話さず、いすに座り、机に伏せて

➲傷病手当金
116頁参照

➲障害厚生年金
115頁参照

➲福祉事務所
169頁参照

➲相談支援事業所
166頁参照

➲就労移行支援
166頁参照

います。Ｖ会社への復職または事務職を希望していますが、学力は小学校低学年程度で、**一般職業適性検査（GATB）**➲では「適職群なし」という結果でした。

> ➲一般職業適性検査（GATB）
> 一般職業適性検査（General Aptitude Test Battery；GATB）とは、多様な職業分野で仕事をするうえで必要とされる代表的な9種の能力（知的能力、言語能力、数理能力、書記的知覚、空間判断力、形態知覚、運動共応、指先の器用さ、手腕の器用さ）を測定し、適した職業分野を選択する手がかりとなる検査。学校の進路指導や職業相談機関などでも使われている。

支援の経過　【初期段階】

　Ｊさんの希望でまずは事務訓練を始めました。また、就労の可能性を広げる意味で作業訓練も開始しました。Ｊさんは十分に納得していませんでしたが、Ｊさんの家族の同意を得て事務訓練と作業訓練を併行して行いました。支援計画にかかわるため、支援者は紹介元の相談支援事業所にも逐次連絡をしました。

【中期の前半段階】

　日が経つにつれ、Ｊさんは事務訓練に限界を感じるようになり、それが作業訓練の場でもあらわれ、ついには他の利用者とのトラブルが起こるようになりました。Ｊさんと他の利用者がケンカした時は、両者とも注意し、一人ずつ別室で支援者が事情を聞き、二人が落ち着くのを待ちました。すぐに和解することができなかったので、少し休憩してから作業に戻りました。その日、Ｊさんは単独で取り組めそうな簡単な作業を担当してもらうことにしました。終業後、支援者はＪさんにゆっくり話を聞きました。支援者はＪさんの日々の言動を記録し、後で振り返りをしました。

【中期の後半段階】

　Ｊさんが働いていたＶ会社との調整にも限界があり、復職の可能性がなくなったため、事務職以外の仕事も視野に入れて、訓練をすることになりました。Ｊさんは事務職にこだわっていましたが、期限を決

めて訓練を行うことにしました。目標は複数ありましたが、「この一点を注意すれば、就労に結びつく」ことに目標を絞っていきました。

　支援者はJさんに指摘する時は、努力している点、よくなった点を具体的に肯定したうえで、改善すべき点を簡潔に話したり、紙に書いて渡したりしました。Jさんの場合、「すぐ怒っても、すぐ落ち着く」が目標です。Jさんの怒りの原因は、他者への不信感と、元妻に就職したところを見てほしいという焦(あせ)りからでした。支援者は「落ち着いて目の前のことに集中しましょう」と伝えました。また、日々の努力は立派であり、周囲はJさんの努力を見ていることを伝えました。

　初期段階よりは支援者との関係性ができたのか、Jさんは支援員の言動に注目するようになりました。ある日、支援者がJさんの言動に我慢をしていた折に、気持ちが顔に出てしまったところ、それを見たJさんは少し驚いた様子で怒り口調を止めました。怒っている支援者がJさんの鏡になったのかもしれません。そうして日々の記録を振り返ってみると、Jさんはすぐ怒ることが徐々に減少していました。

【終期の段階】

　訓練の終盤では、技能以外に態度の改善を目指しました。支援者が「終盤ですのでJさんには就職するにあたって、一つ気にとめてほしいことがあります」と前置きしたうえで、作業内容の重要さを伝え、間違えた場合には指摘をするのでそれを受け止められるようにしてほしいことを説明しました。Jさんは時には、不満が顔に出ることもありますが、露骨な反発は減っていきました。Jさんが見落としや集中していない時に声をかけると、「あっ」と率直に反応することがあります。また、支援者に対しては丁寧でも、他の利用者に対して横柄(おうへい)になることがあり、そのような時は軽く指摘していました。その際も努力している点を肯定したうえで指摘すると、大事に至ることはありませんでした。

【実習〜再就職】

　就労移行支援では、実習は就職活動の機会になるため、Jさんも実習を行うこととなりました。支援者はJさんに実習では①遅刻せず元気で通勤できる、②作業が上手くできなくても努力する姿勢を忘れない、という2つのポイントを説明しました。また、Jさんの目標であった「すぐ怒っても、すぐ落ち着く」を再確認しました。

　最終的に、Jさんは実習した会社に就職しました。支援者が**後支援** ➲ に行くと、訓練中よりも、はりきって仕事をしているJさんの姿が見えました。支援者は起こりうることを想定しながら、Jさんの後支援を続けました。

> ➲ 後支援
> 就労移行支援サービス利用終了後の継続的なフォローアップ。

支援の ポイント

- すぐ怒る、挨拶しない、時間が守れないなど、気になる行動がある一方、本人の悩みも多く、最初は技術を身につけるどころではない人もいる。
- 落ち着いて取り組むようになるためには、信頼関係が欠かせない。そのため、支援者は利用者が言われたくないことにも踏み込まなければならない時がある。

CASE 10

移動支援
―公共交通機関の利用

Kさん
40代、男性
妻と2人暮らし
原因：くも膜下出血

支援の経過　【Kさんの場合】

　Kさんはくも膜下出血後に注意障害、左半側空間無視と片麻痺が残っています。**自立訓練**◆(生活訓練)サービスの一環で、自宅から30分のZ**就労継続支援B型事業所**◆(以下、Z作業所)まで通う練習をしています。自宅から駅まで交通量の多い国道沿いを歩き、15分間隔の普通列車に乗り、2駅目で降りてZ作業所まで歩いていきます。

◆自立訓練
166頁参照

◆就労継続支援B型事業所
167頁参照

　まずKさんと支援者で一緒に歩き、交通量や道路状況を確認しました。往復とも歩道の窪みや段差などの位置を確認し、右側の線に沿って歩くようにしましたが、はじめのうちは左側の街灯や駅の柱にぶつかったり、ぼんやりしていて乗り過ごしたりしていました。Kさんの姉も2回ほど練習に同行しました。Kさんは「電車で座ると乗り過ごしてしまうので、降りるまで立っていたい」とのことでした。

　4回ほど付き添い練習をして、Kさんは一人で移動ができるように

なりました。今では週4日Z作業所に通い、休みの日には同じ路線を利用して、景色や花の写真を撮りに出かけているそうです。

Lさん
50代、女性
夫・長男・長女の4人家族
原因：くも膜下出血

支援の経過 【Lさんの場合】

　Lさんはくも膜下出血を発症した後に記憶障害が残り、特に言葉で言われたことをすぐに忘れてしまいます。退院後も月に1回通院できるように、病院の作業療法士（OT）と通院練習をしました。夫は働いていて、毎回Lさんに付き添うことができず、Lさんは一人でバスでも行けるように練習したいと希望しました。乗り継ぎ場所は、これまでのLさんの行動範囲になかったあまり土地勘のないところで、乗り継ぎに20分程度の空き時間ができます。

　家族によると、空き時間にバス停から遠く離れて迷ってしまい、携帯電話で連絡をとりながらなんとか駅まで戻ったことがありました。最寄りのトイレの位置と、天候の悪い日でも座って待っていられる場所を確認し、自宅から院内までの写真付き手順カードを作りました。

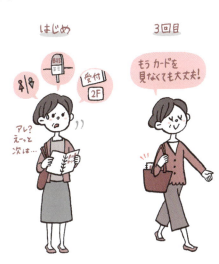

はじめは、バス内や乗り継ぎ場所で何回もカードを見て確認していましたが、3回目でカードを見なくてもよくなり、家族の付き添いが必要な時以外は一人で通院しています。

> **Mさん**
> 30代、男性
> 妻と2人暮らし
> 原因：交通事故による脳損傷

支援の経過　【Mさんの場合】

　Mさんは仕事で移動中に交通事故に遭い、頭蓋骨骨折と脳損傷を負いました。意識は回復しましたが、疲れやすく、手足の動きが遅くなり、感情や欲求のコントロールもきかなくなりました。すぐに怒ったり、暴飲暴食がとまらなくなったりしました。

　Mさんは救急病院から精神科病院に転院し、あわせて1年近く入院して、当初よりだいぶ落ち着いてきた頃、仕事に戻りたいと話すようになりました。そこで、Mさん、Mさんの妻、医療相談員、職場の上司と話し合い、退院して会社に戻る前にY**地域障害者職業センター**（以下、Yセンター）に行き、毎日通勤できそうか、どのような作業が向いているかなど、数週間通って準備することにしました。

> ➡地域障害者職業センター
> 141頁参照

　最初は自宅からYセンターまで妻が同行しました。通勤時間帯で急行電車は混雑しており、車内で押されたMさんは、つい周囲の乗客に怒鳴ってしまいました。その時は次の駅で降りて、気分が落ち着いてから比較的空いている各駅停車の普通列車で行きました。乗客も故意に押したわけではないが、相手によってはケンカになるので、時間帯や列車の種類を替えてはどうかと、Yセンターで勧められました。

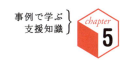

　それから、Yセンターでの作業開始時間を少しずらしてもらい、時間に余裕をもって出発することで、通勤中のトラブルを回避し、翌週からは妻の付き添いなく一人で通うようになりました。

支援のポイント

- 認知や行動に支援を要する人の移動には、多くの場合家族が付き添い、自家用車で送迎しているのが現状である。もちろん公共交通機関や、市町村などによるガイドヘルパー事業もあるが、いつでもどこでも利用できる状況には至っていない。
- 必要に応じて、道を思い出す手がかりや乗りすごしアラームの利用、（半側空間）無視側のケガの予防、所要時間の見積もり、電車のルート検索を支援する。また、単独移動を目標とするのであれば、不測の事態への対応も、「駅の係員に尋ねる」「家族に電話する」など、決めておく。

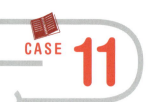

自動車運転の再開支援

N さん
50代、男性
母親・妻・長男の4人家族
原因：脳梗塞

【N さんの場合】

　N さんは脳梗塞後に、注意障害、右不全麻痺、軽度の失語症状が残っています。リハビリテーション病院から自宅に退院しましたが、バスや電車の便が少なく、乗る場所も遠いので、どこへ行くにも家族に送迎を頼んでいました。N さんは自営業なので通勤はありませんが、通院や買い物、できれば休日に近所まで自分で運転して釣りをしたいと考えていました。運転免許の更新時期まではあと半年ありました。

　N さんは県の運転免許センターに相談してみたところ、運転を再開する前に**医師の診断書**➡と**臨時適性検査**➡が必要と言われました。診断書は県の公安委員会で決まった様式があるとのことでした。リハビリテーション病院を受診した際に、この診断書について聞いたところ、県内で自動車教習所と提携している Z 病院を

> ➡**医師の診断書**
> 病気ごとに診断書様式がある。都道府県警察のウェブサイトからもダウンロードできる。

> ➡**臨時適性検査**
> 更新申請時以外の時に行う。内容はアクセル・ハンドルなどの操作確認や模擬運転など。

紹介されました。Ｎさんは早速予約しました。

　Ｚ病院では筆記検査や運転シミュレーターを使った検査を行い、視力や視野、記憶には問題がありませんでしたが、反応が遅く、同時に2つ以上のことに注意をむけるのが難しくなっていました。

　次にＺ病院の作業療法士（OT）と教習所に行き、所内コースで久しぶりに実車を運転しました。教官とOTが同乗して、運転操作だけでなく反応時間や注意の配分などを評価してもらいました。最初は走る位置が車線の端に寄りすぎて、カーブで外にはみ出してしまいました。ハンドルは両手操作で安定していましたが、アクセルもブレーキペダルも、踏む位置が不安定で加減速がぎこちなくなっていました。そこで、運転免許の更新までの半年間は、ペダル操作を意識した室内トレーニングを行いました。実車教習で、右足操作、左足操作、両足操作を試した結果、右足アクセル、左足ブレーキ操作が安全であることを確認し、走る位置の改善にむけて練習を重ねて運転内容が安定してきました。

　Ｚ病院で主治医の診断書を作成してもらい免許センターへ提出して臨時適性検査を受け、AT車限定で免許を更新することができました。道路での運転に不安があったので、その後も10時間以上教習を受け、最初はブレーキや信号への反応の遅れがありましたが、後半では走行が安定して安全に運転できるようになりました。運転を再開した当初は、Ｎさんの妻や息子に助手席に乗ってもらっていましたが、今では天気がよく交通量が少ない時間帯に釣り場まで一人で運転しているそうです。

Oさん

50代、男性
妻・長女の3人家族
原因：脳出血

支援の経過

【Oさんの場合】

　OさんもNさんと同じ50代の男性です。運転免許を更新した直後に脳出血で倒れ、注意障害、左不全麻痺、半側空間無視が残りました。リハビリテーション病院を退院して自宅で療養していますが、駅もバス停も徒歩で1時間近くかかるので、早く車を運転したいと考えていました。

　そこでOさんは県の運転免許センターに問い合わせたところ、県指定の診断書をもって、臨時適性検査を受けるように言われました。Oさんは検査を受ける前に少しでも練習したいと思い、娘にインターネットで調べてもらったところ、自動車教習所と提携しているY病院が見つかり、早速問い合わせて受診しました。

　Y病院では筆記検査と運転シミュレーターを使った検査を行い、視力や記憶には問題がありませんでしたが、左側に表示されたものに気づかず、質問をいくつかとばして答えていました。

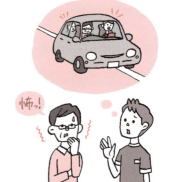

　次に、Y病院の作業療法士（OT）と教習所に行き、所内コースで実車を運転しました。教官とOTが同乗して、運転操作や注意の配分などを評価してもらいました。終始走る位置がセンターラインに寄りすぎて、カーブで対

向車線にはみ出し、駐車時には何回か縁石に乗り上げました。ハンドルは両手操作で安定していましたが、ウインカーを出し忘れたり、信号が青色に変わったことに気づかなかったり、一時停止で止まらなかったりなど、運転を振り返ってOTに説明してもらいました。

　Oさんは、教習所に行くまでは自分では安全に運転できると思っていましたが、車線をはみ出したり、乗り上げたりしたことに驚き、道路に出るのはまだ危ないと思い直しました。更新まではまだ間があるので、通院リハビリテーションの日は家族に送迎してもらい、また半年後に運転内容などを見てもらうことにしました。

支援のポイント

- 2014（平成26）年6月に道路交通法が改正され、運転免許を取得・更新する人が、運転に支障を及ぼすおそれがある病気に該当するかどうかを判断する質問票が整備され、虚偽の記載に対する罰則もできた。また、医療機関等で診察を受けた人が一定の病気等のいずれかに該当し、免許を持っている場合に、医師が診察の結果を公安委員会に届け出られるようにもなった。運転再開にかかわる支援者は、このような手続きを知ることはもちろんのこと、まずは本人と家族の意向を確認する必要がある。本人は1日も早く運転したいけれども、家族が反対しているという例は少なくない。
- 支援者は運転の目的や必要性（仕事や趣味、治療）、今の自分の状態をどう認識しているかなどを本人から聞くとともに、運転評価を受けることはできるけれども、必ずしも運転再開できるとは限らないこと、今後の流れや手続き、危険性などについて説明する必要がある。

- 高次脳機能障害の状況は千差万別であり、十分にフォローすれば運転可能な場合もあれば、事故につながる危険性が非常に高い場合もあることから、実車を含めて適正に評価する必要がある。また、運転再開にはつながらなくても、実車に乗ることで自己認識に影響することもある。Oさんのように危険を認識する場合だけでなく、評価結果を軽視して過度に自信をもつ場合もあり、再開が難しい時には代替手段の検討も必要である。

CASE 12

事例で学ぶ支援知識 chapter 5

地域連携支援①

Pさん
40代、男性
妻と2人暮らし
原因：交通事故による脳損傷

事例　Pさんは交通事故でU病院に入院し、脳損傷による高次脳機能障害と診断され、リハビリテーションを始めました。そろそろ退院の話が出たので、Pさんは妻と一緒にU病院の医療相談室で相談員の説明を聞き、退院後の生活について話し合いました。

　Pさんは、歩行や食事、入浴などの動作自体は一人でできるものの、院内で迷ったり、お風呂の水を出しっぱなしにするなど、見守りが必要な状況でした。また、自発的に何もしなかったり、すぐに疲れたり、途中で飽きたりするので、誰かの促しが必要でした。自宅に退院した場合、妻が働いており、日中はPさんは一人になるため、自宅から通えるサービスを利用してみてはどうかと勧められました。退院したら、まずは地元のサービスに詳しい**Z相談支援事業所**➡で、今後の計画を立ててもらうように紹介されました。

➡相談支援事業所
166頁参照

【相談支援事業所におけるサービス等利用計画の作成】
　退院後、Pさんと妻はZ相談支援事業所に行き、現在の状

況や希望を話し、**相談支援専門員**⮕がそれに沿った**サービス等利用計画**⮕を立てました。Pさんは体力をつけて会社に復帰したいが、妻は「Pさんの復職はもちろん望んでいるけれども、その前に一人で日中過ごせるようになってほしい。火の元や水道の栓なども心配」と話しました。復職を目指すのであれば、自立訓練や就労移行支援サービスがあるが、それらは一人で通うことが前提であるため、送迎付きの**生活介護（デイサービス）**⮕に通って、ペースを取り戻してから次のステップを考えてはどうかと話し合いました。そして相談支援専門員と一緒に近隣のYデイサービスを見学したところ、ここなら自宅からも近くて安心できると納得して利用することになりました。

> ⮕相談支援専門員
> 165頁参照

> ⮕サービス等利用計画
> 165頁参照

> ⮕生活介護（デイサービス）
> 166頁参照

【デイサービスでの支援】

　Z相談支援事業所で作成されたサービス等利用計画に沿って、Yデイサービスの**サービス管理責任者**⮕は**個別支援計画**⮕を立てました。まず面接をして目標を決め、Pさんと妻に具体的なサービス内容を説明し、同意を得てから支援サービスが始まりました。当面のPさんの目標は、「活動を通して自信を取り戻す」「一人でできることを増やす」の2点としました。Pさんは毎日活動プログラムに参加し、定期的にサービス内容や目標を見直すことになりました。

> ⮕サービス管理責任者
> 障害福祉サービスの事業所で、利用者の個別支援計画を策定・評価し、サービス提供のプロセス全体を管理する者。

> ⮕個別支援計画
> 145頁参照

【就職活動にむけた自立訓練の開始】

　その後、PさんはYデイサービスに1年間通い続け、体力や自信がつくとともに、「前の会社でなくてもいいから、仕事をして妻の役に立ちたい」と話すようになりました。そこで再びZ相談支援事業所の相

談支援員とも話し合い、**自立訓練**➡(生活訓練)サービスの利用を検討しました。当面の目標も達成したので、自立訓練で就職活動を視野に入れて、スケジュールや金銭・服薬の管理、交通機関の利用などを目指すことになりました。そして現在、Pさんは毎日バスで自立訓練サービスに通いながら、就職活動をはじめています。

> ➡自立訓練
> 166頁参照

支援のポイント

- 一人で通所する自信がない時は入所施設と併用したり、準備として生活介護(デイサービス)を利用するなどの選択肢を考える。

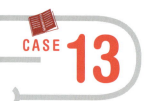

地域連携支援②

Qさん
20代、女性
両親・弟の4人家族
原因：ウイルス性脳炎

事例　Qさんは高校を卒業する直前にウイルス性脳炎で入院しました。もともと活発な性格で、勉強もクラブ活動（料理部）にも熱心に取り組んでいました。栄養学科への進学も決まっていましたが、入院中で卒業式には出られませんでした。退院して自宅に帰っても何もやる気が起きず、1日中座ってぼんやりしていて、その日に食べたものや友達が訪ねてきたことを思い出せないような状況が続きました。

支援の経過　【デイサービスの見学からサービス開始】

そこでQさんの母親がX市の**社会福祉協議会⊃**にある障害者相談支援センターに相談したところ、**生活介護（デイサービス）⊃**を利用することで、外へ出る機会をつくってはどうかと勧められました。Qさんと母親は何か所か見学に行き、たまたま同世代の女性が利用していたWデイサービスの雰囲気が合いそうだったので、そ

> ⊃社会福祉協議会
> 地域福祉の推進を目的とする民間団体。

> ⊃生活介護（デイサービス）
> 166頁参照

こがよいと思いました。Wデイサービスは自宅から車で1時間以上かかるところにあり通所は困難でしたが、敷地内で施設入所支援もしているので、併用することにしました。毎日スケジュールが決まっているので、自然に生活リズムができ、Qさんは徐々にプログラムにも関心をもつようになりました。特に、グループで簡単なデザートを作って食べた日は、盛りつけのアイデアを出したり、次回食べたいものを発言したりして、周囲を驚かせていました。

【自立訓練への移行】

　Wデイサービスで1年半過ごした頃、Qさんは「家でもご飯を作って、家族に食べてもらいたい」と話すようになったので、自宅から通える**自立訓練**➡サービスに移りました。自立訓練には週4日通い、希望していた調理訓練のほかにも、園芸やパソコンなどに挑戦しました。また、グループワークや行事を通じて意見を述べたり、他の利用者の話を聞いたり、話し合ってまとめるなど、コミュニケーションの練習もしました。新しいことを覚えたり、同時にいくつも作業したりするのは不得意でしたが、写真を使った手順書を確認しながら、一つずつ丁寧に取り組むことで、休日に家で食事を作って、家族に振る舞えるようになりました。

➡自立訓練
166頁参照

【就労継続支援B型事業所への移行】

　自立訓練も1年続き、X市内の作業所（**就労継続支援B型事業所**➡）で実習をしました。クッキー作りと喫茶店での接客を体験したところ、Qさんは「接客は想定していないことが起きたり、初対面のお客さんの世間話にうまく答えられなかったり、難しくて緊張した」と話していました。クッキー作りなら続けられそうだということで、Qさんは自立訓練を終了して、実習をした作業所に通うことになりました。

➡就労継続支援B型事業所
167頁参照

支援のポイント

- 生活介護（デイサービス）→自立訓練→就労継続支援B型事業所などニーズと状況の変化に応じて、適切なサービス利用を提案する。

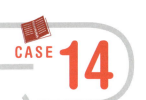

事例で学ぶ支援知識 chapter 5

地域連携支援③

Rさん
50代、男性
妻と2人暮らし
原因：脳梗塞

事例

Rさんは仕事中に倒れて救急車で運ばれ、そのまま入院しました。医師の説明によれば、心臓から流れた血栓が詰まり脳梗塞を起こしたとのことでした。車いすから歩行練習をして歩けるようにはなったものの、その日の出来事を思い出せず、面会に来た家族に同じことを何度も聞くようになりました。また、言葉も出にくくなりました。

リハビリテーション病棟で2か月間過ごしてから自宅に退院し、職場復帰について会社と話し合いをしました。定年まであと数年ありましたが、思い切って退職することにしました。Rさんは入院中、今の仕事は夜勤もあるので再発が心配であることや、30年以上働き詰めだったこともあり、これからは家の近くで新しい生き甲斐をみつけたいと考えていました。

【障害者就業・生活支援センターに相談】

Rさんは、**ハローワーク（公共職業安定所）**➡でV市の**障害者就業・生活**

➡ハローワーク（公共職業安定所）
140頁参照

支援センター➲を紹介され、相談に行きました。センターの相談員に体調や勤務時間、地域など希望条件を伝えたところ、V市内の**就労継続支援B型事業所**➲をいくつか紹介されました。そのなかのU事業所の業種欄に書かれた「ベーカリー」というのが目にとまり、家からも近かったのですぐに見学を申し込み、そのまま利用開始に至りました。

> ➲障害者就業・生活支援センター
> 141頁参照

> ➲就労継続支援B型事業所
> 167頁参照

【就労継続支援B型事業所での活躍】

　U事業所は、20年以上前から精神障害のある人が多数利用している施設でした。その施設は、数年前には「高次脳機能障害」「記憶障害」などについて、職員の間で勉強会をしましたが、実際に高次脳機能障害のある利用者と一緒に過ごしてみると、「○○障害だから」ということはあまり感じなくなりました。複雑な工程は作業を分割し、作業場の前に写真入りのシンプルな手順書を貼り付けたり、動線を短くしたり、配慮することは他の利用者と共通しています。こだわりが強い、周囲の音が気になって集中できない、説明が足りなくて利用者同士が口論になった、などのことにはずっと以前から対応してきたので、何も特別なことではありませんでした。

　Rさんが新しいことを覚えられなくても、「忘れたらここを見ましょう」と示しながら作業を繰り返すことで、Rさんはコツをつかんでいきました。Rさんのほかにも「高次脳機能障害」という障害名でU事業所に入った人は数人いましたが、年齢も性別も得意不得意もそれぞれ異なり、日常的には「△△さんは○○障害」と意識することはほとんどありませんでした。

　また、Rさんは自分がすぐに忘れてしまうことをよく自覚しているので、常にメモをとってそのメモを活用していました。几帳面なとこ

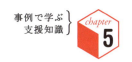

ろや会社で身についた調整能力は新しい環境でも発揮され、今ではU事業所の職員や利用者に頼られる存在になっています。

支援のポイント

- ハローワークでは、求人情報だけでなく地域で就労について相談できる機関の情報も得られる。

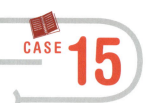

CASE 15

社会的行動障害への対応

Sさん
10代、男性
祖母・両親・妹・弟の6人家族
原因：交通事故による脳挫傷

事例 　Sさんは高校2年生の時に交通事故に遭い、脳挫傷を負いました。読み書き計算などの能力や記憶は保たれていますが、暴言・暴行が目立つようになり、外でも相手構わずケンカするようになりました。交通事故前は友達も多く、勉強にもクラブ活動（サッカー部）にも積極的に取り組んでいたので、交通事故後のあまりの変わりように家族はとても驚いていました。

　Sさんは時間やあらゆるルールを守らなくなり、注意すると暴れて手がつけられなくなりました。記憶障害はないので道に迷うことはありませんが、夜遅くまで外を出歩き、両親が何度も警察に迎えに行きました。だんだん昼夜が逆転して学校にも行かなくなり、そのまま高校を中退しました。

　それから家族の財布からお金を持ち出したり、無銭飲食をしたり、挙げればきりがないほど、いろいろなことを起こしました。そうして付き合いのあった友人とトラブルがあったため、次第に出歩かなくなりました。入浴や歯磨きも面倒になっていき、部屋も荒れ放題になり、一番長い時間Sさんに接している母親が対応に限界を感じて、市の保

健センターに相談しました。

支援の経過 【保健センター〜大学病院の専門外来の受診】

母親は保健センターでSさんの状況を話したところ、損傷した脳の部位によっては暴力的になったり、衝動的になったりすることがあるので、県内の大学病院にある高次脳機能障害専門外来を受診するように勧められました。母親は、Sさんは病院に行くのを嫌がると思い、「病院の帰りに(Sさんが昔から好きな)ハンバーグ・ステーキのレストランに寄ろう」と母親が言ったところ、なんとか病院で受診することができました。

大学病院の専門外来では、医師が脳のMRI画像を見せながら、**前頭葉**➡を損傷していること、それによって抑制がとれて「食べたい、眠りたい」など本能のままに行動してしまうことなどを説明しました。すぐカッとなって手が出るというのも、よくある症状だと言われました。病院の通院リハビリテーションを紹介されましたが、Sさんは「毎日退屈なので何かしたいけれど、病院は嫌だ」と納得しませんでした。

> ➡前頭葉
> 脳の前の部分で、思考・判断・情報のコントロールなどを司る。人間らしさの源である。

【自立訓練(生活訓練)での体験利用】

再び母親が保健センターに相談して、近くの通所施設で**自立訓練**➡(生活訓練)を1週間体験利用してみましたが、Sさんは4日目に職員や他の利用者に暴力を振るってしまい、利用契約には至りませんでした。この結果を保健センターに報告した折に、暴力を振るうほど怒った理由を保健師がSさんにたずねたところ、「疲れがたまっていて、往きの電車も混んでいて、朝からイライラしていた。二人の職員が違う説明をしたので、聞き直したが見当違いな答えが返ってきたし、バカにしたような言い方で腹

> ➡自立訓練
> 166頁参照

が立った」とのことでした。一方、通所施設の職員の報告によれば、説明をしている途中でSさんがトイレに行ってしまい、戻ってから他の職員が要点を伝えたところ、怒り出してしまったようです。これらの状況から、Sさんは「毎日通所する体力が戻っていない」「人混みはイライラするので避けたほうがいい」ということになり、入所支援施設Z苑の体験利用を申し込みました。また、言語だけでなく、視覚的、体験的に理解できるような支援の必要性をZ苑に伝えました。

【入所支援施設での体験利用〜利用契約】

　Z苑では、早起きして戸外でたくさん身体を動かし、頭を創造的に使って過ごせば、自然に食欲がわき、自然に眠くなるという、本来の生活リズムを整えることを基本にしていました。日課として、散歩やスポーツ、学習の時間を取り入れていました。Sさんも初日から散歩に参加し、夜は早々に寝つきました。久しぶりにサッカーで汗をかいて疲れたけれど、昔に戻ったみたいで楽しかったようでした。Sさんがシュートを決めて周囲から誉められた時には、嬉しそうに笑っていました。

　1週間の体験利用を経て、Z苑の利用を続けられそうだということで、正式に利用契約しました。ときどき家に帰りたくなることもありますが、Z苑の美味しい食事が何より気に入っているので、自宅に外泊してもすぐにZ苑へ戻ってきます。家族からは、会う度に穏やかになって、親が注意することも、それに怒ることも少なくなったという連絡がありました。交通事故後、Sさんは周囲から叱られ否定されることばかりで、親子でも会話らしい会話をしていなかったようですが、今では、Sさんがたまに自宅に帰ると、Z苑での行事や食事の話などをしているようです。

【Z苑での生活と変化〜現在】

　Z苑では年中行事の際、利用者一人ひとりが何らかの役割を担っていました。Sさんもサッカー大会にむけて、チームメイトや職員と相談しながら作戦や練習メニューを考えました。その過程で、「それはいいアイデアだ」「Sさんがやり方を見せてくれたからわかった」「ありがとう」など肯定的な評価をされることで、少しずつ自信を取り戻していった様子でした。自分が他者の見本になること、サッカー以外の場でも他人から見られていることを自覚するにつれ、身だしなみや言葉遣いも変わってきました。

　Z苑に入所して1年後に開かれたサッカー大会では、利用者の家族を含め、他の施設の関係者など多くの人が観戦に訪れました。Sさんの家族も応援しに来ていました。試合後の懇親会では、Sさんは自分から家族に御礼を言いました。家族は活躍を誉めるとともに、「こんなに落ち着くなんて」「交通事故直後は散々な思いをした」と、Sさんの過去の行動を話題にしました。以前であれば、そこでケンカが始まるところですが、Sさんは下を向いたまま黙って聞き続け、「本当にごめんなさい」と謝っていました。

　現在、Sさんは進学するか就職するかを考えながら、まずは高校卒業資格の取得を目指して、引き続きZ苑に入所して勉強しています。

支援のポイント

- 社会的行動障害の多くは、言葉で指摘してもおさまらないことが多く、むしろ興奮して増長することがある。席をはずしてできるだけ静かな場所に身をおいたり、話題を変えたりするのが有効である。

- 原因や状況を観察して、きっかけとなる相手や話題、環境などを探り、それを回避する。最初は支援者が手伝うが、「どういう理由で自分が大声を出すか」「大声を出すと周囲はどう感じるか」などを認識するにつれて、自分で原因を避けたり、最小限にしたりすることができるようになる。
- 本人は以前できていたことができなくなったことで、不安になり、自信を失っていることも多い。そのうえ、他者からの否定や注意が続くと、非常に混乱する。怒りや興奮の背景に不安や混乱があれば、それを和らげ取り除くことが重要である。

CASE 16 日常生活自立支援事業制度の利用

Tさん
30代、男性
一人暮らし
原因：交通事故による脳外傷

事例　Tさんは25歳の時に交通事故で脳外傷を負いました。30歳から実家近くで一人暮らしをはじめ、日中はZ **就労継続支援B型事業所**➡（以下、Z事業所）に通っています。身の回りのことはほとんど自分でできますが、金銭管理に自信がありません。

➡就労継続支援B型事業所
167頁参照

電気代など決まった支払いは自動引き落としの手続きをしていて、日常的な支出については母親が定期的に管理を手伝ってきました。しかし、母親が最近入院してしまい、Tさんの一人暮らしを見守ることが難しくなりました。TさんがZ事業所の職員に相談したところ、金銭管理や手続きなどを支援する**日常生活自立支援事業**➡という制度があることを知り、利用することにしました。

➡日常生活自立支援事業
125頁参照

【日常生活自立支援事業の利用契約】

日常生活自立支援事業の利用契約にあたり、**社会福祉協議会**➡の専門員がTさん宅を訪

➡社会福祉協議会
222頁参照

問して、事業の目的やサービス内容についてわかりやすく説明してくれました。隣の市に住むTさんの姉も同席して話を聞きました。そしてTさんの担当はUさんという生活支援員に決まりました。Uさんは定年まで市の保健師をしていた人でした。

【支援の開始】

Uさんは週1回Tさんの家を訪問して、その週に使うお金について話し合います。それから一緒に銀行に行ってお金をおろします。Tさんは買い物のレシートを毎日ノートに貼るようにしたため、毎週どのくらいお金が必要になるのかわかるようになりました。電化製品や家具など、不定期の買い物をする時はUさんに相談してから行っています。そのほか、毎週箱にためていた郵便物をUさんと一緒に確認して整理してもらいます。ある時「100万円が当たりました」というダイレクトメールが届き、Tさんは手数料を支払うのかどうか、Uさんに相談したところ、何もしていないのに大金が当たることはなく、昔からよくある詐欺だということがわかり、TさんはUさんに聞いてよかったと思ったそうです。

最近は、Tさんは月末まで計画的にお金を使えるようになってきたので、Uさんに来てもらうのは半月に1回に減りました。

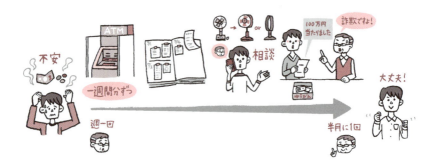

支援のポイント

- 金銭管理については、使いすぎの他に他人との貸し借り、悪質な勧誘など支援者が助言することでトラブルを防ぐことができる。
- 入院・入所の契約や不動産売却などの行為に支援を要する場合は、成年後見制度の利用を考える。

教えてQ&A

高次脳機能障害のある人への支援の場で
よく耳にする問いに答えていきます。

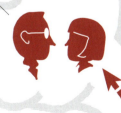

Q1 全国に高次脳機能障害のある人はどのくらいいますか。

A 全体で30万人とも50万人ともいわれています。どちらもきちんとした調査に基づく推定人数なのですが、調査の方法が異なるとこのように数字に大きな開きが出ます。

東京都の調査では年齢を問わず、つまり高齢の人や重症度を問わずに寝たきりに近い人も含めると、約50万人と推定されました。高次脳機能障害支援モデル事業で18歳から65歳までの年齢層では約30万人と推定されました。

一方、福岡県の調査では6歳から69歳までの年齢層で、寝たきりに近い重度の人やリハビリテーションを必要としない軽度の人を除き、支援すれば社会参加可能になる人は全国に約7万人、毎年約3000人が新規に発症していると推定されました。

Q2 高次脳機能障害は治りますか？

A その方はいつ高次脳機能障害があると診断されましたか。頭のケガや脳卒中などで入院して間もなく、リハビリテーションをしている時に高次脳機能障害があるといわれていたら、ずっとよくなる見込みがあると考えてよいでしょう。

入院時にかなり重症で昏睡(こんすい)状態にあった人でも、1年後にはかなり生活レベルが元通りになる可能性があります。入院時に軽症であった人では生活に支障をきたさなくなるほど、回復する人もいます。

一方、ケガをしたり病気になってから1年を過ぎた頃には、回復のペースは非常に緩やかになります。この頃にはっきりと高次脳機能障害の症状

が見られると、後遺症として残る可能性は高くなります。それでも2、3年は軽快し続け、もっと長い期間で緩やかに症状が軽くなる人もいます。特に高次脳機能障害になった原因が頭部外傷の人ではその傾向が顕著です。また、検査ではあまり得点が変わらないのに、社会適応力が何年も経ってから急によくなる人もいます。

支援にあたっては高次脳機能障害があることを前提に、長い期間支援していくことが大切ですが、本人の症状がよくなることもあるので辛抱強く待つことも大切です。

Q3 回復するリハビリテーションはありますか？

A ケガをしたり脳卒中になったりで、救急病院を経て回復期病院に移り、回復期病院を退院するまでは認知リハビリテーションが実施されますが、その方法は全国に普及しています。理学療法士（PT）や作業療法士（OT）、言語聴覚士（ST）、心理職などの複数の専門職がかかわると治療成績が上がること、発症後早期に訓練を開始することがポイントです。

原因疾患によっては片麻痺など身体障害が伴っていて、歩けないとか利き手が使えないといった症例では、ややもするとそちらのリハビリテーションばかりに目が向いてしまい、高次脳機能障害が後回しになってしまうことがあるので、評価は早くする必要があります。

早期に認知リハビリテーションを受けた場合は日常生活が自立できるレベルの人の4割程度が就労・就学を果たすのに対し、何もしない場合はその比率は1割以下となっていますので、効果は歴然です。

しかしながら病院を退院すると各々の症状自体の回復はとても緩やかになり、認知リハビリテーションの効果そのものも目立たなくなります。そこでもう少し生活全体の能力向上を図るために生活訓練を実施し、人によっ

ては職業訓練を実施することが社会復帰のためには大切です。これらも広い意味でのリハビリテーションとなり、各地で高次脳機能障害のある人にむけた訓練が実施されています。

Q4 高次脳機能障害は年をとると悪化しますか？

A＞健康に過ごした人と同じように、若い時に高次脳機能障害になった人が年をとれば老化が訪れ、心身の能力は衰えます。

　中年の頃までは、脳血管障害の再発や水頭症の合併といった特別な出来事を除けば、そんなに大きな能力の衰えはないはずです。しかし、老年期になれば健康に過ごした人でも記憶力は衰え、走ることも遅くなるのは必然で、これを老化といいます。

　若い時に高次脳機能障害になった人が年をとれば、健康に過ごした人と同じように老化は訪れ、発症直後から一旦はよくなったかに見えた人でも、心身の能力が衰えます。

　脳卒中により高次脳機能障害になった人では長い年月をかけて再発する人もいるでしょうし、また別の脳血管障害を生じることもあります。その場合には格段に症状は重くなります。

　最近の研究では、特に外傷性脳損傷の人で老年期にアルツハイマー病のように脳に異常たんぱく質が出現するという報告があり、1回だけの事故でもそのようになるのかさらなる研究が進められています。

Q5 認知症とはどう違いますか？

A 認知症は全般的な知能の障害を示すのに対して、高次脳機能障害は知能検査だけでは評価できない社会的行動障害のような行動の問題が大きくなります。

　行政的に診断基準に合う高次脳機能障害（40頁、図表2-3）は、脳卒中などの病気やケガなどの後遺症によるものです。一方、認知症と呼ばれる疾患群にも高次脳機能障害と同じような症状を示すものは多くあります。特にアルツハイマー病に代表される「いつの間にか始まり、段々進行していく」ような病気は、診断基準で明確に除外しています。

　認知症が全般的な知能の障害を示すのに対して、この行政的に高次脳機能障害と認定する一群では案外知能テストでよい成績を示す人も少なくありません。それでも高次脳機能障害のある人が日常生活や社会生活で困難が生じるのは、記憶障害や注意障害といった検査でスコア化される症状ばかりでなく、社会的行動障害と呼ばれる行動の問題が大きいからです。

　したがって軽度の人のなかには、標準以上の知能指数を示しながら社会に出ていけない人も多くいます。簡単な知能検査だけでは評価できない難しさが高次脳機能障害にはあります。

Q6 発達障害とはどう違いますか？

A 簡単にいうと、後天的に病気やケガによって脳を損傷した場合は高次脳機能障害、生まれつきの場合は発達障害と考えます。

　発達障害は、今日的には自閉症やアスペルガー症候群などの心理機能の

発達に限定した分野で多く使われていますが、元々は脳性麻痺に代表される脳発達障害による運動麻痺で使用されてきました。要するに高次脳機能障害と同様に法令上の用語と医学用語の間で意味合いが異なります。

発達障害者支援法(2004(平成16)年法律第167号)に規定される発達障害は、心理機能の発達に限定しています。一方、小児期に脳の血管障害や外傷によって高次脳機能障害をもつようになった子供も法の対象とすることになっています。その中で両者を区別するための容易な方法は、後天的に病気やケガによって脳を損傷した場合は高次脳機能障害、生まれつき(先天的)の場合は発達障害とすることです。

では、高次脳機能障害のある子供はどこへ相談に行けばよいかというと、地域の発達障害者支援センターではなく、高次脳機能障害支援拠点機関で相談を受けつけています。それは症状の特性が、高次脳機能障害のある子供と自閉症やアスペルガー症候群とは異なるからです。

さらに複雑なのは、たとえば注意欠陥多動性障害(ADHD)の子供が頭をケガした場合です。このような場合は多くの症例に対応している施設では決して稀なことではないので、常に様々な場合を想定する必要があります。

Q7 高次脳機能障害のある人が施設に入所の相談に来ました。はじめて接するのですが、まず何をしたらよいでしょうか。

A 他の障害の場合と同じようにインテーク(面接・相談)を行います。高次脳機能障害に加えて身体症状を伴う場合は、移動や座位保持にも配慮します。

本人は受傷・発症前後のことを覚えていないことがあるので、家族や支援者からも経過を聞き、日常生活の状況、困っていることや当面の課題などを整理します。経過や症状について、すでに書面にまとめたものがあれば持参してもらいましょう。その際、障害者手帳、障害支援区分、障害年金、介護保険、労災、生活保護等の制度利用や手続きの状況も確認します。

また、本人も家族も突然の事故や病気で混乱していることが少なくありません。静かな環境で落ち着いて話ができるように努めましょう。施設入所を含めて、今の状況やニーズに応じた適切なサービスの選択肢を示して話し合います。

来談者の中には高次脳機能障害と診断されていない人もいます。必要に応じて評価・診断が可能な医療機関の情報も伝えましょう。

Q8 本人同士の口論が絶えません、どうしたらいいですか？

A 口論などの諍いが起きた時は、まずはその状況をよく把握して、記録に残しましょう。本人の心理を理解して、その人に合った対処方法をみつけましょう。

高次脳機能障害のある人は様々な脳機能に不調をきたし、それが原因で行動のあちこちで問題を起こしてきます。しかし、人としてのプライドを失っている訳ではありません。本人同士でなくても、家族や周囲との間でも同じことは起きてきます。そこで作業所のような福祉施設の中を想定してお答えしますが、家庭の中でも同じです。

口論などの諍いが起きた時は、まずその状況をよく把握して、記録に残しましょう。これを繰り返すうちに、どのような場面で諍いが起きるのか傾向が明らかになってきます。相性の悪い人もいれば、決まった一言（捨て台詞）が騒ぎを引き起こしているかもしれません。特に、諍いの多い人では周囲にいる当事者にも理解を求めることがあります。たとえば「〇〇さんは●●が苦手だから、もし仕事が行き詰っていたらそれとなく指導員に教えてくださいね」とあらかじめ伝えておきます。

また、本人たちはできることでも自信をもって仕事をしている訳ではありません。そのようななか「できませんか？」とか「教えたばかりでしょ！」という否定的な言辞を浴びせられると容易に感情を損ねます。本人らの心

理を理解することが諍いを減らす大きなポイントです。

　どうしても口論が絶えなくて対処方法が見つからない時は、周囲と離れたところで仕事をしてもらうこともやむを得ないこともあります。

Q9 注意障害のせいか一つのことに集中できません。集中して作業してもらうにはどうしたらよいですか？

A 集中できないのは疲れやすいことが原因かもしれません。できないことは何かをよく見極めて、無理をさせず、気長に対応していきましょう。

　物事に集中して取り組むことができないのは高次脳機能障害のなかでも典型的な症状です。雑音や気を散らされることに不満をいうだけでなく、あくびしたりうんざりした表情を見せたりすることも普通ですが、どれも注意障害のためです。作業を早く終わりたいと訴えることもあります。

　確かに人によっては気を散らすような要因がはっきりしていれば、席を単独にすることでうまくいくこともあります。しかし、最も大切なことは、集中できない人の多くは疲れやすいことです。周囲にいる人たちはこの事実に気づかねばなりません。1日の作業時間、1回の作業時間を短くし、こまめに休憩を取ることで疲れないようにする配慮が必要です。

　一方、苦手とする作業内容には注意障害が深くかかわっていて、「もっと注意して」といった激励が無意味であるだけでなく、感情をもつれさせ、逆効果になることもあります。そのためできないことは何かをよく見極め、無理に押しつけないことも大切です。ましてや怠け者の烙印を押してはなりません。

　このような集中できない状態は長く続きます。慣れたら段々と時間を延ばしていくようなプログラムでは、とても追いついていかないことも普通です。周囲も気長に対応することが求められます。

Q10 自動車を運転していいですか？

A 高次脳機能障害のある人の自動車運転は、いくつかのポイントがあります。合併症をもつ場合など、人によってさまざまです。適切な機関にきちんと相談しましょう。

はじめに運転適性があるかどうかの判定、すなわち運転してよいかどうかをどのように判定するのか説明します。運転が可能かどうかを判定するためには通常、まずは高次脳機能障害を正確に診断するための神経心理学的検査を詳しく実施します。その結果、重大な障害がなく運転が可能かもしれないとなれば、運転のシミュレーター検査を実施するところもあります。

最終的には、実際に自動車を運転してみて、どのくらい運転が可能かをテストする実車評価を行います。それらを経て、各々の地区の公安委員会(警察)に適格であるか公的審査を受けます。その具体的な手続きについては警察や高次脳機能障害支援拠点機関に相談するとよいでしょう。

訓練すると運転できるようになるかといえば、現段階では高次脳機能障害のある人が運転できるようになる訓練方法や訓練プログラムはありません。運転適性があるかどうかを判定することまでとなっています。

また、合併症をもつ場合について説明します。

高次脳機能障害以外に片麻痺や目や耳の損傷のような身体機能障害を伴っている事例は全体の6割前後に上り、むしろ多数派です。このように合併症をもつ場合はよりいっそう慎重に運転適性を判断する必要があり、この分野に詳しいリハビリテーション医に相談することが大切です。

また、てんかんを伴う事例も珍しくありません。てんかんは2014(平成26)年の道路交通法(1960(昭和35)年法律第105号)の改正により詳しく規定されたことから、公安委員会(警察)や主治医に運転適性について相談してください。高次脳機能障害を併せもつ人は専門性の高い医師に相談することが不可欠です。

おわりに

　この本は、高次脳機能障害についてよくある質問と答えをまとめたものです。タイトルに「福祉職・介護職のための」とあるように、地域で支援に携わる方や、これからかかわるかもしれないという方にむけて、主要症状への対応方法や支援例を載せています。医学に限局した専門書ではないので、当事者、ご家族、ご友人はもちろん、保健、医療、福祉、行政、労働、教育などさまざまな分野の方にも参考にしていただければと願っています。

　高次脳機能障害のある方がこれからどうやって生きていけばいいのか、周囲はどのような支援をしたらいいのか、正解は一つではありません。良くも悪くも制度は変化し、地域には特性があり、いつでもどこでも常に同じ条件という訳でもありません。結局のところ共通基盤となるのは、人と人との関係を作って環境を調整していくという作業なのではないかと思います。特に後半ではサービスの利用事例を示していますが、読者の皆様には「こうすれば仕事を続けられたのではないか」「自分ならこういう支援機関につなげるだろう」など、さまざまな感想を抱かれることかと思います。研修や講義の折に、この本を題材に意見を出し合っていただければなお幸いです。事例は一つの案に過ぎず、それをヒントに浮かんだアイデアこそがよりよい方法を生み出す原動力になることでしょう。

2016年8月　今橋 久美子

索引

A-Z
ADL……………… 121
CT ………………… 38
MRI ……………… 38
SPECT …………… 38
SST ……………… 27

あ
アパシー………… 25

い
医学的リハビリテーション
 ……………… 47
意識障害………… 34
依存……………… 96
依存性・退行…… 25
一般就労………… 63
意欲・発動性の低下… 25
医療費控除……… 118
医療保険サービス
 ………… 158,164
医療療育センター… 158
陰性症状………… 13
院内学級………… 157

か
介護給付………… 164
介護保険サービス… 168
外傷性脳損傷…… 9
回復期リハビリテーション
 病院………… 47
家族会…………… 176
家族支援…… 61,136
環境調整
 …… 48,61,71,118

感情コントロールの低下
 ……………… 25

き
記憶障害………… 11
器質性精神障害… 164
逆行性健忘……… 11
休業補償給付…… 116
急性脳症………… 10
共同生活援助(グループ
 ホーム)……… 167
局在症状………… 5
居宅介護(ホームヘルプ)
 ……………… 166
金銭管理………… 132

く
グループプログラム
 ……………… 134
グループワーク… 134
訓練成果の般化… 49
訓練等給付……… 164

け
計画相談支援…… 165
経済基盤………… 114
ケース会議……… 61
健康管理………… 122

こ
高額療養費制度… 117
効果測定………… 154
公共職業安定所… 140
高次脳機能……… 2
高次脳機能障害… 2
高次脳機能障害支援
 モデル事業… 51
高次脳機能相談標準的
 訓練プログラム… 51
構造化…………… 118
後天性脳損傷…… 8
交流学級………… 161
固執性…………… 25

子供の社会参加…… 155
個別支援計画……… 145
個別支援計画書…… 145

さ
サービス等利用計画
 ………… 112,165
作業遂行能力…… 144
作話……………… 13

し
支援者会議……… 61
実行機能障害…… 19
児童精神科……… 158
児童発達支援センター
 ……………… 159
児童福祉法……… 159
社会参加………… 123
社会生活技能…… 58
社会生活技能訓練… 27
社会生活困難度… 137
社会生活能力…… 137
社会的行動障害
 ………… 24,150
住環境…………… 114
集中力…………… 70
重度心身障害者医療費
 助成制度…… 117
就労移行支援
 ………… 142,166
就労移行支援事業所
 ……………… 142
就労継続支援…… 167
就労継続支援事業所
 …… 142,154,167
障害基礎年金…… 115
障害厚生年金…… 115
障害児相談支援… 159
障害者ケアマネジメント
 ……………… 126
障害者就業・生活支援
 センター…… 141

247

障害者就労支援センター
　……………… 141
障害者職業能力開発校
　……………… 141
障害者手帳…… 38,170
障害年金…………… 115
障害福祉サービス… 164
障害補償給付……… 117
小児神経科………… 159
傷病手当金………… 116
傷病補償年金……… 117
情報処理速度の低下
　………………… 22
初期面接…………… 144
職業リハビリテーション
　サービス………… 169
職能訓練………53,62
職場実習…………… 151
職場体験…………… 145
自立訓練…………… 166
自立支援医療……… 117
自立支援医療受給者証
　………………… 164
新規就労…………… 151
神経心理学的検査… 39
心身障害者医療費助成
　制度…………… 117
身体障害者手帳…… 171
診断基準………38,40
診断書…… 38,42,164

す
遂行機能障害……… 19

せ
生活介護(デイサービス)
　………………… 166
生活管理能力……… 57
生活基盤…………… 114
生活訓練…… 52,126
生活支援員………… 125
生活設計…………… 60

精神障害者保健福祉手帳
　………… 164,171
性的逸脱行為……… 25
成年後見制度……… 125
前向性健忘………… 11

そ
巣症状……………… 5
相談支援事業所
　………… 112,166

た
対人技能拙劣…25,59
脱抑制……………… 26
多弁………………… 90

ち
地域活動支援センター
　………………… 167
地域障害者職業センター
　………………… 141
地域自立支援協議会
　………………… 169
地域生活支援事業… 164
窒息………………… 10
地方支援拠点機関
　……………… 32,39
注意障害…………… 15

つ
通級指導…………… 161

て
低酸素脳症………… 10
溺水………………… 10
てんかん発作……… 51

と
当事者会…………… 176
頭部外傷…………… 9
特別支援学級
　………… 156,160

特別支援学校
　………… 156,160
特別支援教育コーディ
　ネーター………… 160

に
日常生活自立支援事業
　制度…………… 125
日常生活動作……… 121
日課の管理………… 130
認知機能…………… 2
認知症………… 5,241
認知障害………… 2,47
認知リハビリテーション
　………………… 47

の
脳血管障害………… 8
脳挫傷……………… 9
脳卒中……………… 8

は
発達障害……… 7,241
ハローワーク……… 140

ひ
ピア・グループ…… 176
びまん性軸索損傷… 9
病識………………… 29
病識欠如…… 29,104
病弱教育…………… 156

ふ
フィードバック…… 135
福祉事務所………… 169
福祉的就労…… 63,154
復職………………… 151
服薬管理…………… 131

ほ
放課後等デイサービス
　………………… 159
訪問教育…………… 157

む
無気力……………108

め
メモリーノート……14

も
もやもや病………8,10

や
薬剤治療……………51

よ
陽性症状……………13

り
リアルフィードバック
　……………128,134
療育医療センター…158
療育手帳……………171
療養補償給付………116

れ
連携パス……………32

ろ
労災補償……116,118

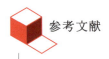
参考文献

Semrud-Clikeman,M.：
Traumatic Brain Injury in Children and Adolescents,Assesment and Intervention.
Guilford Press,2001.

Prigatano,G.P.：
Principles of neuropsychological rehabilitation.
Oxford University Press,1999.
(中村隆一監訳『神経心理学的リハビリテーションの原理』医歯薬出版、2002年)

中島八十一・寺島彰編
『高次脳機能障害ハンドブック――診断・評価から自立支援まで』
医学書院、1〜20頁、2006年

栗原まな
『小児の高次脳機能障害』
診断と治療社、2008年

NPO法人日本脳外傷友の会編
『高次脳機能障害とともに――制度の谷間から声をあげた10年の軌跡』
せせらぎ出版、2011年

阿部順子・蒲澤秀洋監、名古屋市総合リハビリテーションセンター編著
『50シーンイラストでわかる高次脳機能障害「解体新書」
――こんなときどうしよう!? 家庭で、職場で、学校での"困った"を解決!』
メディカ出版、2011年

中島八十一
「高次脳機能障害と認知症との概念の相違」
『Cognition and Dementia』第11巻第1号、9〜15頁、2012年

今橋久美子
「高次脳機能障害支援者システム」
『Cognition and Dementia』第11巻第1号、47〜53頁、2012年

太田令子編著
『わかってくれるかな、子どもの高次脳機能障害——発達からみた支援』
クリエイツかもがわ、2014年

阿部順子・東川悦子編著
『高次脳機能障害を生きる——当事者・家族・専門職の語り』
ミネルヴァ書房、2015年

厚生労働省社会・援護局障害保健福祉部・国立障害者リハビリテーションセンター編
『高次脳機能障害者支援の手引き 改訂第2版』
国立障害者リハビリテーションセンター、2008年
(高次脳機能障害情報・支援センターホームページhttp://www.rehab.go.jp/brain_fukyu/から閲覧可能)
(最終アクセス：2016年6月1日)

全国社会福祉協議会
「ここが知りたい 日常生活自立支援事業 なるほど質問箱」
2009年(http://www.shakyo.or.jp/news/100517/nshien_1.pdf)
(最終アクセス：2016年6月1日)

全国特別支援学校病弱教育校長会
「病気の児童生徒への特別支援教育 病気の子どもの理解のために―高次脳機能障害―」
2013年(http://www.zentoku.jp/dantai/jyaku/h25kouji_nou.pdf)
(最終アクセス：2016年6月1日)

国立障害者リハビリテーションセンター
「ごあんない」
2014年(http://www.rehab.go.jp/pamph/file/reha_center.pdf)
(最終アクセス：2016年6月1日)

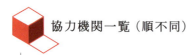 協力機関一覧（順不同）

国立障害者リハビリテーションセンター

NPO法人いきいき練馬 ウェルネス アンド ワークス

NPO法人VIVID

NPO法人いきいき福祉ネットワークセンター

社会福祉法人所沢市社会福祉協議会ところざわ就労支援センター

社会福祉法人安心会 障害者生活支援センター 所沢しあわせの里

社会福祉法人所沢しいのき会 所沢どんぐりの家

社会福祉法人茶の花福祉会 大樹の郷

山形県庄内高次脳機能障がい者支援センター（庄内医療生協 鶴岡協立リハビリテーション病院内）

福井県高次脳機能障害支援センター（一般財団法人新田塚医療福祉センター 福井総合クリニック内）

山梨県高次脳機能障害者支援センター（医療法人銀門会 甲州リハビリテーション病院）

社会福祉法人農協共済中伊豆リハビリテーションセンター

社会福祉法人かがわ総合リハビリテーション事業団 かがわ総合リハビリテーションセンター

社会福祉法人福岡市社会福祉事業団 福岡市立心身障がい福祉センター

医療法人へいあん 平安病院

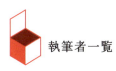

執筆者一覧

中島 八十一（なかじま やそいち）
国立障害者リハビリテーションセンター学院　学院長／
高次脳機能障害情報・支援センター　センター長　　　　　はじめに／chapter1・2・6

【経　歴】1976年順天堂大学医学部医学科卒。同大にて研修後、1985〜1986年ブリュッセル自由大脳研究部門出向。1994年国立身体障害者リハビリテーションセンター研究所・感覚機能系障害研究部室長、部長、東京大学大学院教育学研究科教授を経て、2006年より国立障害者リハビリテーションセンター学院長、2011年より高次脳機能障害情報・支援センター長。厚生労働省が2001年より5年間にわたって実施した「高次脳機能障害支援モデル事業」に携わり、高次脳機能障害の支援の普及を図っている。

【資格等】医師、日本高次脳機能障害学会理事

【著　書】中島八十一・寺島彰編『高次脳機能障害ハンドブック——診断・評価から自立支援まで』医学書院、2006年（編著）、その他多数。

今橋 久美子（いまはし くみこ）
国立障害者リハビリテーションセンター研究所／
高次脳機能障害情報・支援センター　研究員　　　　　　chapter3〜6／おわりに

【経　歴】1995年東京大学医学部保健学科卒。同大病院にて頭部外傷者の看護を経験し、退院後の生活とリハビリテーションに関心をもつ。浜松医科大学勤務、米国留学を経て、東京豊島IT医療福祉専門学校にて精神保健福祉士の資格を取得し、2012年より現職。高次脳機能障害の理解普及に努めている。

【資格等】看護師、保健師、精神保健福祉士、心理学修士、医学博士、高次脳機能障害支援普及全国連絡協議会委員

【著　書】『障害と活動の測定・評価ハンドブック——機能からQOLまで 第2版』南江堂、2015年（共著）／『ADLとその周辺——評価・指導・介護の実際 第2版』医学書院、2008年（共著）／江藤文夫編『やわらかアカデミズム・〈わかる〉シリーズ　よくわかるリハビリテーション』ミネルヴァ書房、2005年（共著）／Johnstone,B.,Stonnington,H.H.編、松岡恵子ほか訳『高次脳機能障害のリハビリテーション——リハビリテーション専門家のための実践ガイド』新興医学出版社、2004年（共訳）

福祉職・介護職のための
わかりやすい高次脳機能障害
原因・症状から生活支援まで

2016年9月1日　初版第1刷発行
2018年6月5日　初版第2刷発行

著　者　　中島八十一・今橋久美子

発行者　　荘村明彦

発行所　　中央法規出版株式会社
　　　　　〒110-0016　東京都台東区台東3-29-1　中央法規ビル
　　　　　営　　業　TEL 03-3834-5817　FAX 03-3837-8037
　　　　　書店窓口　TEL 03-3834-5815　FAX 03-3837-8035
　　　　　編　　集　TEL 03-3834-5812　FAX 03-3837-8032
　　　　　https://www.chuohoki.co.jp/

装幀・本文デザイン　　mg-okada
イラスト　　　　　　　ふるやますみ
本文DTP　　　　　　　株式会社ジャパンマテリアル
印刷・製本　　　　　　株式会社ルナテック

定価はカバーに表示してあります。
ISBN978-4-8058-5406-8

本書のコピー、スキャン、デジタル化等の無断複製は、著作権法上での例外を除き禁じられています。また、本書を代行業者等の第三者に依頼してコピー、スキャン、デジタル化することは、たとえ個人や家庭内での利用であっても著作権法違反です。
落丁本・乱丁本はお取り替えいたします。